D. Dölcker

Injektionskurs für Heilpraktiker

Dagmar Dölcker

Injektionskurs für Heilpraktiker

2. Auflage

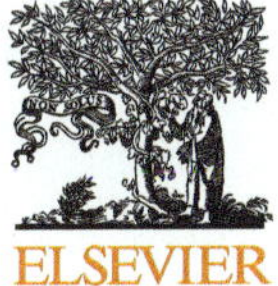

Elsevier GmbH, Hackerbrücke 6, 80335 München, Deutschland
Wir freuen uns über Ihr Feedback und Ihre Anregungen an books.cs.muc@elsevier.com

ISBN 978-3-437-58746-7
eISBN 978-3-437-06082-3

2. Auflage 2019

Wichtiger Hinweis für den Benutzer
Ärzte/Praktiker und Forscher müssen sich bei der Bewertung und Anwendung aller hier beschriebenen Informationen, Methoden, Wirkstoffe oder Experimente stets auf ihre eigenen Erfahrungen und Kenntnisse verlassen. Bedingt durch den schnellen Wissenszuwachs insbesondere in den medizinischen Wissenschaften sollte eine unabhängige Überprüfung von Diagnosen und Arzneimitteldosierungen erfolgen. Im größtmöglichen Umfang des Gesetzes wird von Elsevier, den Autoren, Redakteuren oder Beitragenden keinerlei Haftung in Bezug auf jegliche Verletzung und/oder Schäden an Personen oder Eigentum, im Rahmen von Produkthaftung, Fahrlässigkeit oder anderweitig, übernommen. Dies gilt gleichermaßen für jegliche Anwendung oder Bedienung der in diesem Werk aufgeführten Methoden, Produkte, Anweisungen oder Konzepte.

Für die Vollständigkeit und Auswahl der aufgeführten Medikamente übernimmt der Verlag keine Gewähr.
Geschützte Warennamen (Warenzeichen) werden in der Regel besonders kenntlich gemacht (®). Aus dem Fehlen eines solchen Hinweises kann jedoch nicht automatisch geschlossen werden, dass es sich um einen freien Warennamen handelt.

Bibliografische Information der Deutschen Nationalbibliothek
Die Deutsche Nationalbibliothek verzeichnet diese Publikation in der Deutschen Nationalbibliografie; detaillierte bibliografische Daten sind im Internet über http://www.d-nb.de/ abrufbar.

25 26 27 28 5 4 3 2

Um den Textfluss nicht zu stören, wurde bei Patienten und Berufsbezeichnungen die grammatikalisch maskuline Form gewählt. Selbstverständlich sind in diesen Fällen immer alle Geschlechter gemeint.

Planung: Ingrid Puchner, München
Projektmanagement: Ulrike Schmidt, München
Redaktion: Dr. med. Stefanie Gräfin v. Pfeil, Kirchheim/Teck
Satz: abavo GmbH, Buchloe/Deutschland; TnQ, Chennai/Indien
Druck und Bindung: Rodona Industria Gráfica, S.L., Pamplona/Spanien
Fotos: Lisa Renninger, München und siehe Abbildungsnachweis
Umschlaggestaltung: SpieszDesign, Neu-Ulm
Titelfotografie: © HappyAprilBoy – shutterstock.com

Aktuelle Informationen finden Sie im Internet unter **www.elsevier.de**

Vorwort

Das vorliegende Buch umfasst sämtliche Injektionstechniken, die in Anlehnung an die neuen Leitlinien zur Überprüfung von Heilpraktikern vom Dezember 2017 und dem Inkrafttreten im März 2018 prüfungsrelevant sind und auch im praktischen Alltag unabdingbar sind. Jede Injektion erfüllt den Bestand der Körperverletzung. Es ist daher ratsam, die Injektionstechniken zunächst am Phantomarm zu üben, bis Ablauf und Handhabung der Materialien sicher beherrscht werden. Erst dann können Injektionen am Menschen zur Anwendung kommen. Dabei sind bei jeder Injektion die Hygieneregeln und Kontraindikationen sehr streng zu beachten, will man zusätzliche Schäden vom Patienten abwenden. Die zahlreich vorhandenen Abbildungen sollen Ihnen eine Hilfestellung im Umgang mit Injektionsmaterialien und den unterschiedlichen Injektionstechniken geben.

Die Prüfungsrelevanz ist zu Beginn jedes Kapitels erfasst und dient als Leitlinie. In der mündlich-praktischen Überprüfung werden häufig der Ablauf und die Technik von verschiedenen Injektionen abgefragt, die dann am Phantomarm dargestellt werden müssen. Am Ende eine jeden Kapitels finden Sie jeweils ausreichend Raum für eigene Anmerkungen und Notizen.

Lernzielkontrollen und praktische Tipps zu Injektionen, Infusionen und Blutentnahmen sind im Anhang zusammengefasst.

An dieser Stelle möchte ich Frau Puchner und Frau Schmidt für die konstruktive Zusammenarbeit danken. Ein besonderer Dank geht auch an Frau Renninger für die professionelle Aufnahme der Abbildungen.

Ich wünsche Ihnen viel Freude und Ausdauer beim Studieren, eine erfolgreiche Überprüfung und Erfüllung bei Ihrer Praxistätigkeit.

München, im März 2019
Dagmar Dölcker

Abkürzungen

A.	Arteria (Arterie)
BSG	Blutkörperchensenkungsgeschwindigkeit
ESBL	Extendet-Spectrum-Beta-Lactamasen
GOT	Glutamat-Oxalacetat-Transaminase
HDL	high-density lipoproteins
i. a.	intraarteriell
i. c.	intrakutan
IfSG	Infektionsschutzgesetz
i. m.	intramuskulär
i. v.	intravenös
KRINKO	Kommission für Krankenhaushygiene und Infektionsprävention
LDH	Laktatdehydrogenase
LDL	low-density lipoproteins
M.	Musculus (Muskel)
MRSA	Methicillin-resistenter Staphylokokkus aureus
RKI	Robert-Koch-Institut
s. c.	subkutan
TRBA 250	Technische Regeln für Biologische Arbeitsstoffe
V.	Vena (Vene)
VAH	Verbund für angewandte Hygiene
VRE	Vancomycin-resistente Enterokokken

Abbildungsnachweis

Die Fotos in diesem Buch wurden von **Lisa Renninger, München,** aufgenommen, bis auf die folgenden:

Abb. 1.1a–1.1c	Firma Bode Chemie GmbH, Hamburg
Abb. 2.1, Abb. 5.1	Gerda Raichle, Ulm
Abb. 2.3 a, 2.3b; Abb. 4.1a, 4.1c	Andreas Walle, Hamburg
Abb. 3.1	Sobotta Atlas der Anatomie Band1, 22. A. Elsevier GmbH, Urban & Fischer Verlag 2005
Abb. 4.1b	Eckart Weimer, Würselen
Abb. 5.2	Susanne Adler, Lübeck
Abb. 9.1, Abb. 9.2	B. Braun Melsungen AG

Inhalt

KAPITEL

1 Hygiene

1.1 Definitionen

Die Hygiene ist die Lehre von der Gesundheit und der Verhütung von Krankheiten. Die wesentlichen Ziele sind Gesundheit zu erhalten und Krankheiten zu verhindern. Die Hygiene ist an bestimmte Maßnahmen gekoppelt, z.B. Aufklärung, Desinfektion, Sterilisation, sachgerechten Umgang mit Medizinprodukten. Innerhalb des Fachs Hygiene können spezielle Bereiche unterschieden werden, u.a.

- Praxishygiene: Der Fokus liegt in der Vorbeugung der Krankheitsübertragung durch Erreger und sorgt somit für den Schutz des Patienten aber auch des Therapeuten.
- Krankenhaushygiene: Im Vordergrund steht die Verhütung von Krankenhausinfektionen (nosokomiale Infektionen), die über das Personal, Instrumente oder Gerätschaften übertragen werden können.
- Lebensmittelhygiene: Im Zentrum steht die Einhaltung der Hygiene auf allen Stufen der Lebensmittelerzeugung, Verarbeitung und Abgabe.

Der Schwerpunkt des nachfolgenden Kapitels liegt in der Praxishygiene. Die Vorgaben für die Praxishygiene liefern (gemäß §23 IfSG) das Robert-Koch-Institut in Anlehnung an die Empfehlungen der Kommission für Krankenhaushygiene und Infektionsprävention (KRINKO) und die Bundesanstalt für Arbeitsschutz und Arbeitsmedizin, Ausschuss für Biologische Arbeitsstoffe, insbesondere mit der Technischen Regel für Biologische Arbeitsstoffe (TRBA 250).

Die Vorgaben der KRINKO und TRBA 250 beziehen sich u.a. auf Hygienemaßnahmen bei Problemkeimen (MRSA, VRE, ESBL), Händehygiene, Desinfektion, Sterilisation, Erstellung und Einhaltung der Vorgaben im Hygieneplan und Aufbereitung von Medizinprodukten. Sie sind auch für die Praxishygiene in Heilpraktikerpraxen bindendsokomiale Infektionen).

1.2 Infektionsquellen und Übertragungswege

Infektionsquellen können Lebewesen oder Materialien sein und werden als Erregerreservoire bezeichnet. Man unterscheidet:

- Belebte Infektionsquellen: Mensch und Tier
- Unbelebte Infektionsquellen: z. B. Wasser, Luft, Abfälle, Textilien

Erreger können

- **Direkt** übertragen werden, z. B. durch Tröpfcheninfektion (aerogen) wie Tuberkulose, Kontakt- bzw. Schmierinfektion (fäkal-oral) wie Madenwurminfektionen bei Kindern, über den Blutweg (parenteral) wie Hepatitis B, HIV
- **Indirekt** übertragen werden, z. B. über Nahrungsmittel und Wasser (alimentär) wie Salmonellen, Hepatitis A, über Zwischenwirte (Vektoren) wie Malaria, FSME, Borreliose

Merke

Die wichtigste Infektionsquelle in der Praxis sind die Hände.

Einige Patientengruppen sind durch immunsuppressive Grunderkrankungen oder durch Erkrankungen, die die Immunität vorübergehend reduzieren besonders empfänglich für Keime. Dazu zählen:

- Patienten mit Stoffwechselstörungen, z.B. Diabetes mellitus, Leber- und Nierenkrankheiten
- Patienten mit konsumierenden Erkrankungen, v.a. Tumorkranke
- Patienten nach Operationen
- Immunsupprimierte Patienten, z.B. nach Transplantationen oder HIV-Kranke
- Frühgeborene und Schwangere
- Alte Menschen

1.3 Allgemeine Hygieneregeln

Die Einhaltung von allgemeinen Hygieneregeln sind wichtige Aspekte die eigene Gesundheit und die der Patienten nicht zu gefährden. Zu den wichtigsten Maßnahmen für den Selbstschutz und den Schutz der Patienten zählen:

- Behandlung der Patienten nur in entsprechenden Räumen.
- Eigene Infektionen und Erkrankungen abklären und behandeln um andere Personen nicht zu gefährden.
- Aktive Schutzimpfungen überprüfen und ggf. auffrischen. Von Bedeutung sind Impfungen gegen Hepatitis B, Tetanus, Polio, Diphtherie, Pertussis, Influenza.
- Vermeidung jeder Verletzung an Kanülen und sonstigen spitzen oder scharfen Gegenständen.
- Tragen von Schutzkleidung, v.a. Handschuhen, Kittel und ggf. Mundschutz.
- Händehygiene (➤ 1.5).
- Korrekte Abfallentsorgung (➤ 1.9).

Invasive Arbeitsmethoden sind an bestimmte räumliche Voraussetzungen gekoppelt. Folgende hygienische Anforderungen an einen Praxisraum sollten beachtet werden:

- Behandlungsräume sollten über ein Waschbecken mit fließendem Wasser, Spender für Seife und Desinfektionsmittel sowie passende Einmalhandschuhe verfügen. Das Waschbecken sollte eine Armatur mit verlängertem Hebel haben, sodass sie auch mit dem Handgelenk oder Ellenbogen bedient werden kann.
- Die Böden müssen abwischbar sein. Teppiche sind unhygienisch.
- Die Untersuchugsliegen müssen abwischbar sein, die Oberflächenmaterialien müssen den Desinfizienzien standhalten.
- Gefordert werden zwei Toiletten, eine für Patienten, die andere für den Therapeuten selbst. In den Toiletten sollten sich ein schnell verfügbares Desinfektionsmittel, Waschbecken mit Seifen- und Desinfektionsmittelspender, Einmalhandtücher (Papiertücher) und ein Abwurfkorb befinden.
- Das Wartezimmer darf auch mit einem Boden ausgestattet sein, der abwischbar ist.
- Haustiere sind in der Praxis verboten.

1

1.4 Desinfektion

Verfahren zur gezielten, aber nicht zuverlässig vollständigen Abtötung bzw. Inaktivierung pathogener Keime, z. B. auf Händen, Hautflächen oder Materialien. Der Desinfektionsvorgang **reduziert** die Keimzahl um den Faktor 10^5. Der Sinn der Desinfektion besteht in der **Unterbrechung der Infektkette.**

1.4.1 Desinfektionsverfahren und Wirkungsbereiche

Grundsätzlich wird zwischen einer physikalischen und chemischen Desinfektion unterschieden. Die **physikalische Desinfektion** bedient sich der Hitzeeinwirkung. Sie ist zuverlässig, umwelt- und hautschonend. Angewendet wird dieses Verfahren bei Desinfektion von Instrumenten oder Wäsche oder Säuglingsartikeln, z.B. Fläschchen.

Die **chemische Desinfektion** erfolgt durch **Desinfektionsmittel** (*Antiseptika*). Die Verwendung solcher Mittel in der Praxis (➤ Tab. 1.2) ist unverzichtbar. Sie dienen v. a. der Desinfektion der Haut (v. a. Hände) und Schleimhäute. Ferner können Instrumente, Wäsche, Flächen, Luft, Räume und Wasser chemisch desinfiziert werden.

In der Praxis verwendete Desinfektionsmittel müssen den Wirkungsbereich AB beinhalten (➤ Tab. 1.1). Eine andere Bezeichnung, die sich auf Desinfektionsmittelflaschen findet ist die Einteilung in

- Bakterizid: Wirksam gegen v. a. Staphylokokkus aureus, Pseudomonas aeruginosa, E. coli, Proteus mirabilis
- Levurozid (fungizid): Wirksam gegen Candida albicans
- Begrenzt viruzid: Wirksam gegen behüllte Viren, z. B. Influenza, HIV, Hepatitis B und C-Viren
- Viruzid: Wirksam gegen behüllte und unbehüllte Viren, z. B. auch gegen Noro-Viren

In der Praxis müssen also (analog zur AB-Wirkung) Desinfektionsmittel bakterizid, levurozid und zumindest begrenzt viruzid sein.

Tab. 1.1 Wirkungsbereiche und Desinfektionsverfahren.

Wirkungsbereich	Effekt	Geeignetes Physikalisches Verfahren
A	Abtötung von vegetativen bakteriellen Keimen einschließlich Mykobakterien (Tuberkulose) sowie von Pilzen und Sporen	Kochen mit Wasser mit einer Temperatur von 100 °C über mindestens 3 Minuten
B (=AB)	Inaktivierung von Viren	Kochen mit Wasser mit einer Temperatur von 100 °C über mindestens 3 Minuten
C (=ABC)	Abtötung von bakteriellen Sporen bis zur Resistenzstufe des Erregers des Milzbrandes	Kochen mit Wasser mit einer Temperatur von 100 °C über mindestens 15 Minuten
D (=ABCD)	Abtötung bakterieller Sporen der Erreger von Wundinfektionen wie Gasbrand und Wundstarrkrampf	Abtötung nativer Sporen (Erdsporen) in gespanntem, gesättigtem Wasserdampf bei 121 °C in 5–20 Minuten

Alle gültigen Desinfektionsmittel müssen in der Liste des **Robert-Koch-Instituts** (RKI) oder dem **Verbund für angewandte Hygiene** (VAH) gelistet sein. Die RKI-Liste stellt höhere Anforderungen an die Keimelimination, da sie sich an der Seuchenbekämpfung nach § 18 IfSG orientiert. Durch deutlich wirksamere Mittel steigt jedoch auch die Toxizität der Desinifizienzien. Die VAH-Liste orientiert

Tab. 1.2 Chemische Desinfektionsverfahren.

Substanzklasse	Anwendungsbereiche	Besonderheiten
Alkohole (z. B. Ethanol, Propanol; Sterilium®, Spitacid®, Desderman N®)	• Händedesinfektion • Hautdesinfektion • Kleine Flächen	• Wirkungsspektrum A • Nur begrenzt viruzid wirksam • Wirken entfettend und ätzend • Evtl. Explosionsgefahr • Die gängigen alkoholischen Desinfektionsmittel beinhalten 70-80% Alkohol. In diesen Konzentrationen kann der Alkohol in die Zelle eindringen und Proteine denaturieren. 100% Alkohol kann nicht zur Anwendung kommen, weil er nicht in die Bakterienzelle eindringt, Bakterien Wasser entzieht und in die Sporenbildung fördert.
Aldehyde (z. B. Formaldehyd; Incidin perfekt®, Sekusept forte S®)	• Flächendesinfektion • Instrumentendesinfektion • Raumdesinfektion	Wirkungsbereich AB
Phenolderivate (z. B. Chlorkresol; Gevisol®)	• Flächendesinfektion • Wäschedesinfektion • Instrumentendesinfektion	Wirkungsbereich A
Halogene (z. B. Brom, Jod, Chlor; Betaisodona®)	• Chlor: für Trink-, Schwimmbaddesinfektion • Jod: Schleimhausdesinfektion, Wunddesinfektion	• Wirkungsspektrum A, z. T. AB • Wirkstoffverlust bei Eiweiß- und Blutverunreinigungen
Oxidationsmittel (z. B. Ozon, H_2O_2, Kaliumpermanganat; Perform)	• Ozon: Wasserdesinfektion • H_2O_2 und Kaliumpermanganat: Wund-, Rachenspülung	Wirkungsbereich A
Oberflächenaktive Substanzen (z. B. Ammoniumverbindungen, Amphotenside; Incidin plus®, Sekusept plus®, Octenisept®)	• Flächendesinfektion • Haut • Schleimhaut	Wirkungsbereich A

sich an der Anwendung zur Keimelimination in Krankenhaus und Praxis, sodass für den ambulanten Bereich die Anforderungen der VAH-Liste genügen.

Die Verwendung von Desinfektionsmitteln ist an die richtige Handhabung gekoppelt, damit das Desinfektionsmittel die volle Wirksamkeit entfalten kann. Bei richtiger Anwendung zerstören chemische Desinfektionsmittel die Zellwände, bzw. die Hüllen der pathogenen Keime und gelangen ins Zellinnere, wo sie weiter ihre Toxizität entfalten. Der Erfolg der Desinfektion hängt von verschiedenen Faktoren ab:

- **Ausgangskeimzahl:** Je weniger Keime vorhanden, desto schneller ist der Desinfektionserfolg erreicht.
- **Temperatur:** Bei chemischen Desinfektionsverfahren können die Stoffe in die Gasphase übergehen und evtl. toxische Wirkungen entfalten. Bei geringen Temperaturen <10°C kann die Wirksamkeit reduziert sein („Kältefehler").
- **Einwirkzeit:** Je länger die Einwirkzeit, desto sicherer die Wirkung. Die Einwirkzeit liegt bei den gängigen Händedesinfektionsmitteln bei etwa 30 Sekunden. Wird die Zeit der Desinfektion unterschritten, kann davon ausgegangen werden, dass die Desinfektion unwirksam war.
- **Vollständige Benetzung:** Ein Desinfektionsmittel kann nur dort wirken wo es angebracht ist.
- **Eindringungsvermögen** und **Schutz der Mikroorganismen:** Mikroorganismen können durch Schmutz und Kristalle geschützt sein, in denen sie vorliegen. Desinfektionsmittel wirken umso besser (bzw. nur), wenn sie gut dort eindringen und damit bis zu den Erregern vordringen können. Dies gilt z. B. für Wasser und Aldehyde.
- **Eiweiß- und Seifenfehler:** Desinfektionsmittel können durch Reaktion mit Eiweiß und Seifen inaktiviert werden. Daher nie Desinfektionsmittel und Seifen (Reinigungsmittel) mischen, außer wenn von den Herstellern ausdrücklich (schriftlich!) erlaubt.
- **Richtige Dosierung**: Bei einigen Desinfektionsmitteln, v.a. für die Flächendesinfektion oder Instrumentendesinfektion muss zwischen Konzentraten und gebrauchsfertigen Lösungen unterschieden werden. Das Konzentrat muss verdünnt werden, damit eine richtige Anwendungskonzentration entsteht. Diese sind den Herstellerangaben zu entnehmen. Bei einer Unterdosierung werden Erreger nur insuffizient erfasst, bei Überdosierung kann das Material geschädigt werden.

1.5 Hygiene der Hände

1.5.1 Grundlagen

Die Hände sind unser wichtigstes Werkzeug. Sie sollten daher immer in gutem Zustand gehalten werden. Im Praxisalltag sind folgende Empfehlungen (in Anlehnung an TRBA 250 und Empfehlungen der KRINKO) zu beachten:

- Die Hände sollten warm sein und die Fingernägel kurz gehalten werden. Dabei sollten die Nägel die Fingerkuppen nicht überragen. So lässt sich der subunguale Raum besser reinigen und das Risiko einer Handschuhperforation wird minimiert.
- Fingernägel nicht lackieren, da Nagellack zum einen mehrfacher Desinfektion nicht standhält, zum anderen die bakterielle Besiedlung auf lackierten (oder künstlichen Nägeln) höher ist.
- Schmuck, z.B. Ehe- und Schmuckringe, Uhren, Armbänder, Freundschaftsbändchen sind beim Umgang mit Patienten nicht angebracht. Sie behindern eine sachgerechte Desinfektion, stellen ein Erregerreservoir und Verletzungsrisiko dar.
- Hände regelmäßig eincremen. Trockene Haut neigt zu Läsionen, deren Wundsekret Nährmedium für Mikroorganismen ist.
- Infektionen der Haut sind zu behandeln.
- Eitrige Wunden sind keimdicht zu verschließen.
- Die Händedesinfektion muss immer vor einer Tätigkeit mit hohen antiseptischen Anforderungen erfolgen und immer nach einer Tätigkeit, bei der die Hände kontaminiert wurden oder sein könnten. Ringe und anderer Schmuck zur Desinfektion ablegen.

1.5.2 Händewaschung

Die Händewaschung ist der Hautdesinfektion deutlich unterlegen. Sie dient der Beseitigung grober Verschmutzungen und hat keine signifikante keimreduzierenden Eigenschaften. Die Händewaschung sollte vor Arbeitsbeginn, nach Arbeitsende und nach Toilettenbenutzung erfolgen.

Durchführung

- Kühles oder lauwarmes Wasser verwenden.
- Verwendung alkali- und seifenfreier Waschlotionen, die im hautneutralen pH-Wert liegen (schont den Säureschutzmantel). Keine Verwendung von Stückseifen.
- Subunguale Räume sollten gründlich gereinigt werden.
- Nach dem Waschvorgang Waschlotion gründlich abspülen.
- Mit einem Einmaltuch sorgfältig abtrocknen.
- Der Wasserhahn entweder mit dem Ellenbogen oder mit dem gebrauchten Einmalhandtuch schließen.

1.5.3 Hygienische Händedesinfektion

Die hygienische Händedesinfektion hat einen sehr hohen Stellenwert in der Händehygiene. Schätzungen zufolge werden 80% der Infektionen durch Hände übertragen. Durch diese einfache, 30 Sekunden andauernde Maßnahme kann eine Vielzahl der nosokomialen Infektionen (ca. 600000/Jahr) deutlich reduziert werden. Bei der hygienischen Händedesinfektion werden die **Anflugkeime** (*transiente Flora*) der Haut eliminiert. Bei starken Verschmutzungen werden grobe Verunreinigungen mit einem Einmaltuch entfernt, danach werden die Hände zunächst desinfiziert, dann gewaschen. Die hygienische Händedesinfektion reduziert die Keimzahl um den Faktor 10^5. Händedesinfektionsmittel sind meist alkoholische Präparate, sie enthalten rückfettende Substanzen (im Gegensatz zu Hautdesinfektionsmitteln). Sie werden aus Spendern entnommen. Eine Verdünnung mit Wasser ist nicht zulässig.

1

Durchführung

- Mindestens 3–5 ml zertifiziertes Desinfektionsmittel auf den trockenen Händen bis über die Handgelenke verteilen. Die Handflächen 5-mal gegeneinander reiben.
- Die Fingerkuppen in der Hohlhand der anderen Hand mit Desinfektionsmittel gut benetzen und einreiben. Die Fingerkuppen zählen zu den besonders kontaminierten Bereichen.
- Im Anschluss das Desinfektionsmittel in den Fingerzwischenräumen verteilen. Dabei die Handfläche an den Handrücken legen und die Desinfektionslösung ebenfalls 5-mal verreiben.
- Finger im „Hackengriff" verschränken und 5-mal öffnen und schließen.
- Den Daumen der linken Hand mit den Fingern der rechten Hand umschließen und 5-mal kreisende Bewegungen ausführen, dann den Daumen der rechten Hand mit den Fingern der linken Hand umschließen und 5-mal kreisende Bewegungen ausführen.

Inzwischen zeigen Studien, dass das oben beschriebene Schema der Händedesinfektion nicht immer zu der gewünschten Keimreduktion führt. Vielmehr wird die **eigenverantwortliche Einreibemethode** propagiert, die die gleichen bzw. sogar bessere Ergebnisse vorweist.

Ein bestimmtes Schema muss dabei nicht eingehalten werden. Zu achten ist auf eine ausreichende Aufnahme des Desinfektionsmittels in die Hohlhand, satte Benetzung aller Hautpartien, besonders der Fingerkuppen und Daumen (➤ Abb. 1.1a und ➤ Abb. 1.1b). Die Einreibezeit sollte 30 Sekunden betragen.

Merke

- Die Mindesteinwirkzeit von 30 Sekunden beachten.
- Desinfektionsmittel nur in trockene Hände verreiben. Wasserrückstände verdünnen das Desinfektionsmittel, Seifenreste inaktivieren es.
- Ausreichend Desinfektionsmittel in die Hohlhand aufnehmen.
- Alle Hautpartien (besonders Fingerkuppen und Daumen) satt benetzen.

Indikationen

- Vor und nach jedem direkten Patientenkontakt, z.B. körperlicher Untersuchung
- Vor und nach jeder aseptischen Tätigkeit, z.B. Wundversorgung, Injektionen
- Nach Kontakt mit potentiell infektiösem Material oder Gegenständen, z.B. nach Kontakt mit Körperöffnungen, Schleimhäuten, Blut, Urin. Hier zunächst die Handschuhe abstreifen, danach die Hände desinfizieren.
- Nach Kontakt mit direkter Patientenumgebung, z.B. Kleidung, Bettwäsche, persönlichen Gegenständen
- Nach sonstiger Kontamination der Hände
- Nach Toilettenbenutzung
- Nach dem Naseputzen oder Niesen oder Kontakt mit eigenen Wunden

Merke

Bei Kontakt oder potenziellem Kontakt mit Clostridium difficile wird aufgrund von Resistenzen bzw. Toleranz der Sporen gegenüber alkoholischen Händedesinfektionsmittel eine zusätzliche gründliche Händewaschung mit Seife empfohlen, die nach der Händedesinfektion erfolgt. Die Maßnahmen sollten grundsätzlich erfolgen, insbesondere aber vor Zubereitung der Speisen oder Sondenkost, um eine Weiterausbreitung zu unterbinden.

1.5.4 Chirurgische Händedesinfektion

Die chirurgische Händedesinfektion spielt in der Heilpraktikerpraxis eine untergeordnete Rolle. Neben der transienten Hautflora werden bei der chirurgischen Händedesinfektion auch die Keime der **residenten Hautflora** beseitigt. Im Gegensatz zur hygienischen Händedesinfektion werden die Hände zunächst gewaschen, dann desinfiziert.

- Hände bis einschließlich Ellenbogen waschen (mindestens 2,5 Minuten oder nach Herstellerangaben), Abtropfrichtung Ellenbogen.
- Fingernägel und Nagelfalze beachten.

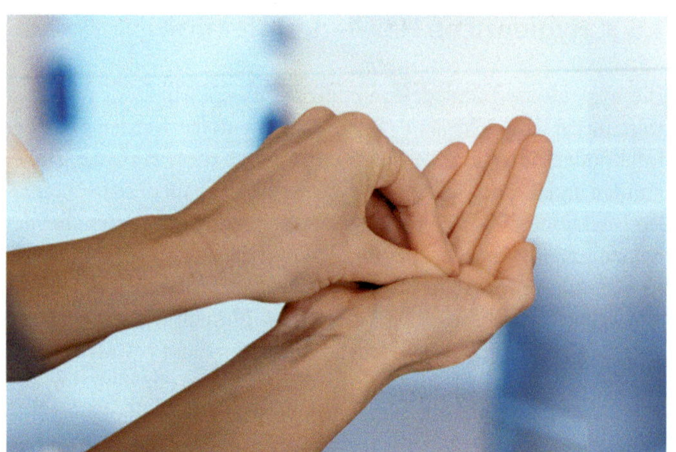

Abb. 1.1a Ausreichend Desinfektionsmittel in die Hohlhand aufnehmen, die Fingerkuppen und alle übrigen Hautpartien satt benetzen.

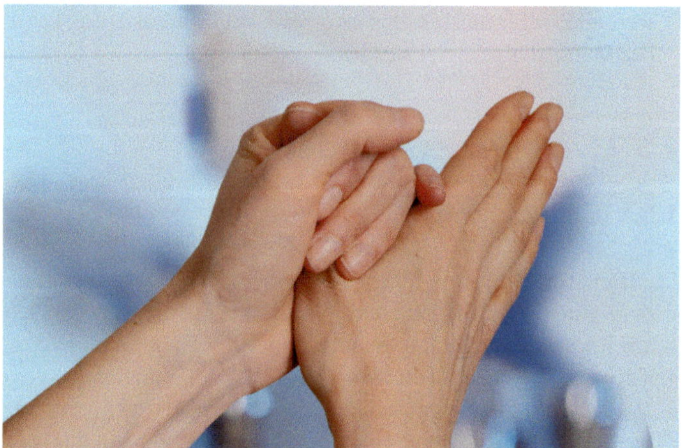

Abb. 1.1b Daumen erfassen und das Desinfektionsmittel einreiben.

- Mit Wasser abspülen, mit sterilen Einmalhandtüchern gut abtrocknen. Im Anschluss 10 Minuten warten, bis die Restfeuchte verdampt ist.
- Hände bis einschließlich Ellenbogen desinfizieren und über die vorgeschriebene Einwirkzeit feucht halten (2,5 bzw. 5 Minuten, je nach Desinfektionsmittel).
- Alkohol verdunsten lassen, nicht abtrocknen.
- Sterile Handschuhe überziehen.

Indikationen

- Operation
- Punktion von sterilen Körperhöhlen

1.6 Hautdesinfektion

Vor jeder invasiven Maßnahme am Patienten wird eine prophylaktische Hautantiseptik vorgenommen. Bei alkoholischen Lösungen beträgt die Einwirkzeit 30–60 Sekunden (evtl. auch kürzer oder länger, je nach Herstellerangaben), in talgdrüsenreichen Arealen verlängert sich die Einwirkzeit auf mindestens 5 Minuten.

Die Risikoabschätzung einer Injektion und das geeignete Desinfektionsverfahren sollten im Hygieneplan festgehalten werden.

1.6.1 Risikogruppe I (geringes Infektionsrisiko)

Nach den Empfehlungen des RKI (Anforderungen an die Hygiene bei Punktionen und Injektionen, Empfehlung der Kommission für Krankenhaushygiene und Infektionsprävention beim RKI, Bundesgesundheitsblatt 2011, 54: 1.135–1.144) sind eine Sprühdesinfektion und eine Wischdesinfektion mit einem alkoholgetränkten Tupfer gleichwertig. Das Hautdesinfektionsmittel mit einem Spray oder mittels Tupfer auftragen. Die Mindesteinwirkzeit muss abgewartet werden, je nach Präparat dauert das zwischen 30 Sekunden und 1 Minute. An desinfizierten Stellen nicht mehr nachpalpieren.

Indikationen

- Blutentnahme
- Intra-, subkutane und intravenöse Injektion
- Lanzettenblutentnahme
- Intramuskuläre Injektion bei Nichtrisikopatienten

1.6.2 Risikogruppe II (mittleres Infektionsrisiko)

Das Hautdesinfektionsmittel mit einem Spray auftragen und nach 30 Sekunden mit einem **sterilen Tupfer** abwischen. Danach das Hautdesinfektionsmittel erneut auftragen und 30 Sekunden trocknen lassen.

Indikationen

- Intravenöse Verweilkanüle
- Intramuskuläre Injektion bei Risikopatienten, z. B. bei Patienten mit Diabetes mellitus
- Blutkultur (nicht in der Heilpraktikerpraxis)

1.6.3 Risikogruppe III (hohes Infektionsrisiko)

Die Haut reinigen, enthaaren und entfetten. Zweimalig das Hautdesinfektionsmittel über je 2,5 Minuten auftragen. Die Gesamteinwirkzeit beträgt 5 Minuten. Der Arzt bzw. Heilpraktiker muss sterile Handschuhe und Mundschutz tragen.

Indikationen

- Operation
- Punktion von Körperhöhlen, insbesondere Gelenkpunktion

1.6.4 Risikogruppe IV (sehr hohes Infektionsrisiko)

Punktionen mit sehr hohem Infektionsrisiko sind z. B. die Anlage einer PEG (perkutanen endoskopischen Gastrostomie). Sie zählen nicht zum Tätigkeitsgebiet des Heilpraktikers.

Merke

Sterilisierte Tupfer sind Tupfer, die meist in großer Menge abgepackt sind, z. B. Purzelline®-Tupfer. In der Originalpackung vor dem Öffnen sind diese Tupfer steril, nach dem Öffnen werden sie in Tupferboxen gelagert und unterliegen einer sekundären Kontamination aus der Luft, über Hände usw. Sie sind bei Benutzung also nicht steril. Besonders ist darauf zu achten, dass Boxen mit sterilisierten Tupfer nach Entnahme von Tupfern immer geschlossen sind.
Sterile Tupfer sind doppelt verpackt (Folie und Papier) und keimfrei. Hier muss jeder einzelne Tupfer aus der sterilen Verpackung entnommen werden.

1.7 Arbeits- und Schutzkleidung

Arbeitskleidung (Berufs- oder Dienstkleidung) ist die Kleidung, die als Ergänzung oder anstatt der privaten Kleidung getragen wird. Sie hat keine speziellen Funktionen. Arbeitskleidung sollte bei 60°C waschbar sein, helle Farben haben ohne besondere Extravaganzen. Die Arbeitskleidung sollte mindestens 2-mal wöchentlich, bei stärkeren Verschmutzungen täglich gewechselt werden.

Schutzkleidung dient als mechanische Barriere zwischen dem Therapeuten und der Umgebung. Der Heilpraktiker ist verpflichtet,

Schutzkleidung zu tragen, wenn es erforderlich ist. Zur Schutzkleidung gehören:

- Schutzkittel, z.B. bei Wundversorgung
- Mund-Nasen-Schutz, z.B. bei Punktionen von Gelenkhöhlen, Bluthusten, spritzenden Blutungen, Influenza (hier stehen besondere Masken zur Verfügung) und MRSA-Trägern.
- Haarschutz, z.B. bei MRSA-Trägern
- Schutzbrille, z.B. bei Herstellung einer Desinfektionslösung
- Handschuhe: Sie dienen dem Eigenschutz, werden grundsätzlich empfohlen, insbesondere bei Kontakt mit Körperflüssigkeiten und Körperausscheidungen, bei invasiven Maßnahmen (Injektionen und Punktionen), wahrscheinlichem Kontakt mit Erregern oder bei Reinigungsarbeiten.

1.8 Sterilisation

Verfahren zur Abtötung bzw. irreversiblen Schädigung sämtlicher an und in einem Objekt vorhandenen Mikroorganismen einschließlich ihrer Dauerformen (Sporen) und Viren. Voraussetzungen zur Sterilisation:

- Sterilisationsgut muss frei von grober Verschmutzung und trocken sein
- Geräte müssen so weit wie möglich zerlegt sein
- Sterilgutcontainer dürfen nicht überfüllt sein

Merke

Die gesetzlichen Vorschriften hinsichtlich der Anforderungen an Sterilisationsverfahren, die in Praxen eingesetzt werden dürfen, orientieren sich an den Richtlinien des RKI sowie den Hygiene-Verordnungen der einzelnen Bundesländer.

1.8.1 Physikalische Sterilisationsmethoden

➢ Tab. 1.3

Die **Dampfsterilisation** (Autoklav) ist das sicherste Verfahren in Krankenhaus und Praxis und allen anderen Methoden vorzuziehen.

1.8.2 Chemische Sterilisationsverfahren

Chemische Sterilisationsverfahren kommen nur bei thermolabilen Stoffen zur Anwendung. Zu den verwendeten Stoffen gehören z. B. Ethylenoxidgas, Formaldehydgas.

Nachteile

- Toxisch
- Ausgaszeit muss beachtet werden
- Spezielle Ausbildung der Mitarbeiter
- Verbunden mit hohen Auflagen im Hinblick auf Umweltschutz, Betreiber (Genehmigungspflicht, Kontrollen, Anzeigepflicht) und Betriebssicherheit

Kontrolle des Sterilisationseffektes

- **Bioindikatoren:** Sporenerdepäckchen werden in bestimmten Zeitabständen autoklaviert und anschließend 10–14 Tage bebrütet. Zeigt sich kein Wachstum, ist davon auszugehen, dass kein Erreger das Autoklavieren überlebt hat. Wegen der langen Bebrütungszeit eignet sich das Verfahren nicht für Routinekontrollen.
- **Thermische Messungen:** Ungenaues Verfahren, bei dem ein Thermometer das Erreichen der Maximaltemperatur zeigt, aber nicht die Dauer der einwirkenden Temperatur.
- **Sichtkontrolle:** Mit Farbindikatoren wird routinemäßig der Erfolg der Sterilisation überprüft.

Tab. 1.3 Physikalische Sterilisationsverfahren.

Sterilisationsverfahren	Sterilisationswirkung	Anwendung
Dampfsterilisation (feuchte Hitze, Autoklav)	• 121 °C bei 2 bar für 20 Minuten • 134 °C bei 3 bar für 5 Minuten	• Instrumente • Wäsche • Glas • Verbände
Heißluftsterilisation (trockene Hitze)	• 160 °C für mindestens 200 Minuten • 180 °C für mindestens 30 Minuten	• Metalle • Glas • Porzellan • Kein brennbares Material
Ionisierende Strahlen, z. B. Gamma, Beta- und Röntgenstrahlen	Industrielles Verfahren	• Einwegartikel aus Kunststoff, Latex • Verbände • Nahtmaterial

1.8.3 Instrumentenaufbereitung

Instrumente, die in ein Gewebe eingebracht werden sollen oder bei Verwendung Haut oder Schleimhaut verletzen, müssen nach der Hygieneverordnung nach einem validierten Verfahren sterilisiert werden und dürfen nur in diesem Zustand verwendet werden.
Zunächst erfolgt eine **Risikobewertung** und Einstufung der Medizinprodukte (Instrumente). Es wird unterschieden in:

- Unkritische Instrumente: müssen gereinigt und desinfiziert werden und kommen nur mit intakter Haut in Berührung, z. B. Verbandsschere oder Stethoskop
- Semikritische Instrumente: kommen mit Schleimhaut oder krankhaft veränderter Haut in Berührung, z. B. Mundpflegeutensilien, Nagelzangen oder Tuben
- Kritische Instrumente: durchdringen die Haut oder Schleimhäute und kommen dabei in Kontakt mit Blut oder Geweben, z. B. Akupunkturnadel aus Gold (keine Einmalartikel) oder chirurgische Pinzetten

Semikritische und kritische Instrumente werden weiterhin nach den Anforderungen, die sie an die Aufbereitung stellen, eingeteilt in:

- Gruppe-A-Medizinprodukte (Instrumente) ohne besondere Anforderungen an die Aufbereitung, z. B. Beißkeile, Ohrtrichter
- Gruppe-B-Medizinprodukte mit erhöhten Anforderungen an die Aufbereitung, z. B. Endoskope oder Kolon-Hydro-Therapiegeräte
- Gruppe-C-Medizinprodukte mit sehr hohen Anforderungen an die Aufbereitung

Schlussendlich wird eine Einstufung in den Gruppen B und C bezüglich der Dampfsterilisierbarkeit vorgenommen in:

- Thermostabile Instrumente: sind bei 134 °C dampfsterilisierbar
- Thermolabile Instrumente: sind nicht dampfsterilisierbar

Bei unkritischen Instrumenten entfällt die Sterilisation, ebenso bei semikritischen Instrumenten, die der Gruppe A zugeordnet werden können. Kritische Instrumente müssen autoklaviert und ggf. vorgereinigt werden.

Procedere

Nach Gebrauch die Instrumente so weit wie möglich zerlegen. Grobe Verschmutzungen müssen abgebürstet werden, bis sie makroskopisch frei von Verunreinigungen sind. Es gibt keinen „sterilen Dreck". Im Anschluss die Instrumente in eine spezielle Desinfektionslösung oder Reinigungslösung einlegen. Dabei ist zu beachten, dass alle Oberflächen benetzt werden. Die Reinigungslösungen sind der RKI- oder der DGHM-Liste zu entnehmen.

Nach der Desinfektion die Instrumente mit kaltem Wasser abspülen, lufttrocknen und im Anschluss verpacken und sterilisieren. Dabei ist zu beachten, dass kleine Packungseinheiten hergestellt werden; der Sterilgutcontainer darf nicht überfüllt sein.

Lagerung des Sterilgutss

Das Verfallsdatum des Sterilgutes bezieht sich auf trockene, staubdichte Lagerung und unbeschädigte Verpackung. Sterilgut sollte im Aufbewahrungsschrank hinten einsortiert und vorne entnommen werden. Für die Sterilität durch korrekte Lagerung **haftet** der **Anwender** und nicht der Hersteller oder die Sterilisationsabteilung.

1.9 Praxisabfälle

Die rechtliche Grundlage für Praxisabfälle stellen die „Richtlinie zur Krankenhaushygiene und Infektionsprävention des Robert-Koch-Instituts", die Hygiene Verordnungen der Länder sowie die Unfallverhütungsvorschriften.

- Praxisabfälle in verschließbaren Behältern sammeln.
- Tupfer, Handschuhe, Kompressen, Einmalauflagen in einem nichtzerreißbaren Plastiksack sammeln und im Hausmüll entsorgen.
- Spitze, scharfe und fragile Gegenstände in stabilen (blickdichten und säurefesten) Boxen sammeln, gebrauchte Kanülen im Sharp-Container. Fest verschlossen dürfen diese Boxen im Hausmüll entsorgt werden.
- Altpapier und Glasflaschen trennen.
- Batterien nicht im Hausmüll entsorgen.
- Infektiöses Material im sog. gelben Sack sammeln und als Sondermüll betrachten, dessen Entsorgung länderspezifisch geregelt ist.
- Alte Medikamente nicht in der Toilette entsorgen, sondern in Apotheken abgeben oder kenntlich im Hausmüll entsorgen.

1.10 Hygienemaßnahmen bei MRSA-Trägern

Staphylococcus aureus, als fakultativ pathogener Keim, ist sowohl auf der Haut als auf der Schleimhaut jedes Menschen zu finden. Unter bestimmten Bedingungen, z.B. Hautverletzung, können sich Infektionen entwickeln, z.B. Furunkel, Abszesse, Wundinfektionen, Mastitis, Meningitis, Sepsis. Seit den 70er Jahren des 20. Jahrhunderts haben sich Resistenzen entwickelt, sowohl gegen Oxacillin (ORSA) als auch gegen Methicillin (MRSA = methicillinresistenter Staphylococcus aureus).

Schätzungen zufolge sind bis zu 30 % der Bevölkerung in Deutschland MRSA-Träger, wobei die Keime v.a. in der Nase, an der Haut und im Rachenraum vorkommen. Zu beachten ist, dass MRSA-Träger keine Gefahr für gesunde Kontaktpersonen darstellen (Ausnahme offene Wunden). Wesentlich problematischer ist die Übertragung von MRSA auf kranke, immunsupprimierte Patienten. In den meisten Fällen erfolgt die Übertragung in medizinischen Einrichtungen über Hände des Personals. Andere Infektquellen sind Stoffe und diverse Gegenstände, z. B. Nachttische oder auch Tiere, u. a. Hunde, Katzen und Schweine.

Die Behandlung ist schwierig, langwierig und auch nicht immer von Erfolg gekrönt. Zusätzlich zur antibiotischen Therapie sind besondere **hygienische Maßnahmen** notwendig, um die Infektkette zu unterbrechen:

- Unter stationären Bedingungen Isolierung des betroffenen Patienten in einem Einzelzimmer
- Verwendung von Schutzkitteln, Handschuhen, Mundschutz und ggf. Haarschutz bei jedem, der das Zimmer betritt
- Wichtigste Maßnahme ist die konsequente Durchführung der hygienischen Händedesinfektion
- Konsequente Anwendung von antiseptischen Waschlotionen, Mundspüllösungen und Nasensalben beim betroffenen Patienten.
- Information von Besuchern, Therapeuten und andere Kontaktpersonen über die MRSA-Besiedlung bzw. -Infektion und deren Teilnahme an den Schutzmaßnahmen
- Waschen der Wäsche bei mindestens 60 °C
- In der Heilpraktikerpraxis (und auch in anderen Praxen) Behandlung der Patienten am Programmende, weil anschließend eine Flächendesinfektion notwendig ist

1.11 Hygieneplan

In einer Heilpraktikerpraxis ist die Erstellung eines Hygieneplans unerlässlich. Die rechtlichen Grundlagen sind v.a. im

- Infektionsschutzgesetz
- Hygieneverordnung der einzelnen Länder
- Medizinproduktegesetz und Medizinproduktebetreiberverordnung
- TRBA 250
- Empfehlungen der Kommission für Krankenhaushygiene und Infektionsprävention (KRINKO) am RKI

verankert.

Der Hygieneplan ist für alle Mitarbeiter der Praxis verbindlich. Er beinhaltet u. a.

- Allgemeine Personalhygiene mit Händedesinfektion und der Verwendung gelisteter (RKI- und VAH-zugelassener) Mittel
- Allgemeine Desinfektionsmaßnahmen
- Schutzmaßnahmen (Tragen von Handschuhen, Mundschutz usw.)
- Verhalten bei Schnittverletzungen und Kontamination mit Blut
- Abfallentsorgung
- Beschreibung der Arbeitsabläufe bei speziellen Verfahren, z. B. Injektion, Akupunktur

Darüber hinaus werden **bauliche Anforderungen** an eine Praxis, in der invasive Methoden durchgeführt werden, erfasst, z. B. abwischbare Böden und Wände, Waschbecken mit fließendem Wasser in Behandlungsräumen.

1.12 Nadelstichverletzung

Allgemeines

Nadelstichverletzungen sind auf Verletzungen mit spitzen oder scharfen medizinischen Instrumenten zurückzuführen. In ca. 50 % der Fälle erfolgt die Verletzung bei der Entsorgung der Materialien, etwa beim Recapping oder beim Abstreifen von Kanülen in übervollen Abwurfboxen (Sharps-Containern).
Durch Nadelstichverletzungen können Infektionskrankheiten übertragen werden, allen voran die Hepatitiden B und C, gefolgt von HIV. Die häufigste Transmissionsrate wird bei Hepatitis B beobachtet, gefolgt von der Hepatitis C. Die Wahrscheinlichkeit, das HI-Virus zu übertragen, ist statistisch gesehen sehr gering, jedoch gegeben.

Verhütungsmaßnahmen

Um die Wahrscheinlichkeit der Nadelstichverletzungen zu senken sind u. a. folgende Punkte zu beachten:

- Übersichtliche, saubere und ordentliche Organisation in der Praxis
- Optimale Beleuchtung in Risikobereichen
- Vernünftiges Zeitmanagement bei Patienten mit invasiven Therapien, optimalerweise ruhig und konzentriert und ohne nervöse Hektik
- Einsatz sicherer medizinischer Instrumente (Regelung in der Technischen Regel für Biologische Arbeitsstoffe 250/TRBA 250 und der Biostoffverordnung)
- Sichere Entsorgung von spitzen und scharfen Materialien direkt in stichfesten Behältern vom Therapeuten selbst und nicht vom Hilfspersonal
- Verwendung von Handschuhen, Schutzbrillen usw.
- Persönlichen Schutz v. a. hinsichtlich der Hepatitis-B-Impfung überdenken

Erste-Hilfe-Maßnahmen

Arbeitsunfälle, v. a. Nadelstichverletzungen, setzen meist eine starke emotionale Reaktionskaskade in Gang. Nichtsdestotrotz ist eine nüchterne, schnelle und wirkungsvolle Reaktion vonnöten. Nach einer Nadelstichverletzung empfiehlt sich folgendes Procedere:

- Handschuhe abstreifen, Wunde manuell zum Bluten anregen.
- Großzügige Hautdesinfektion mit einer 70 %igen alkoholischen Lösung durchführen.
- Sterilen Verband anlegen.
- Patientendaten sichern, bekannte Infektionserkrankungen, insbesondere Hepatitis B, C und HIV festhalten.
- Unverzüglich beim D-Arzt (Durchgangsarzt) bzw. Betriebsarzt vorstellen. Dabei erfolgt zum einen die Meldung des Arbeitsunfalls an die Berufsgenossenschaft, zum anderen wird beim Verletzten das Blut auf Hepatitis B, C und HIV untersucht. Wiederholungsuntersuchungen erfolgen nach 6, 12 Wochen und nach 6 Monaten. Indexpatienten werden ebenfalls in Hinblick auf eine Infektion mit Hepatitis B, C und HIV untersucht, sofern eine Erkrankung nicht sicher ausgeschlossen werden kann oder andere Labordaten vorliegen. Ein Einverständnis des Indexpatienten muss vorliegen. Therapiemaßnahmen wie Impfungen (im Falle einer Hepatitis B), Postexpositionsprophylaxe (im Falle von HIV) oder eine Ribavirin-Frühtherapie (im Falle einer Hepatitis C) erfolgen je nach serologischen Ergebnissen beim Verletzten und Indexpatienten.

KAPITEL

2 Injektionstechniken

2.1 Allgemeine Regeln

Die Applikation von Injektionen hat viele Vorteile, birgt jedoch auch Nachteile und Komplikationen. Um unerwünschte Wirkungen und Komplikationen auf das absolute Minimum zu reduzieren, ist die Beachtung der allgemeinen Regeln, die nachfolgend beschrieben werden von großer Bedeutung.

2.1.1 Vorteile von Injektionen

- Injizierte Medikamente haben meist einen schnellen Wirkungseintritt: bei der i. v.-Injektion nach Minuten, bei der i. m.-Injektion innerhalb von 10–15 Minuten, bei der s. c.-Injektion innerhalb ½ Stunde
- Die parenterale Injektion schließt Wirkungsverluste durch Störungen im gastrointestinalen Trakt aus (z. B. im Rahmen einer Zöliakie, Pankreasinsuffizienz oder bei Durchfall) und ist in der Regel gut verträglich
- Bessere Möglichkeit der Dosierung im Vergleich zur peroralen Gabe
- Mit i. c.-Injektionen können lokale Wirkungen erzielt werden
- Einsatzmöglichkeit in der Notfallmedizin z. B. bei Bewusstlosen

Injektionsformen und Eindringtiefe

➤ Abb. 2.1

- Intrakutan (i. c.): Lederhaut (Korium)
- Subkutan (s. c.): Unterhautgewebe (Subkutis)
- Intramuskulär (i. m.): Muskulatur
- Intravenös (i. v.): Venen
- Intraarteriell (i. a.): Arterien
- Intraossär: Knochenmark des proximalen Unterschenkels (Notfallzugang bei Säuglingen und Kleinkindern bis zum 6. Lebensjahr)

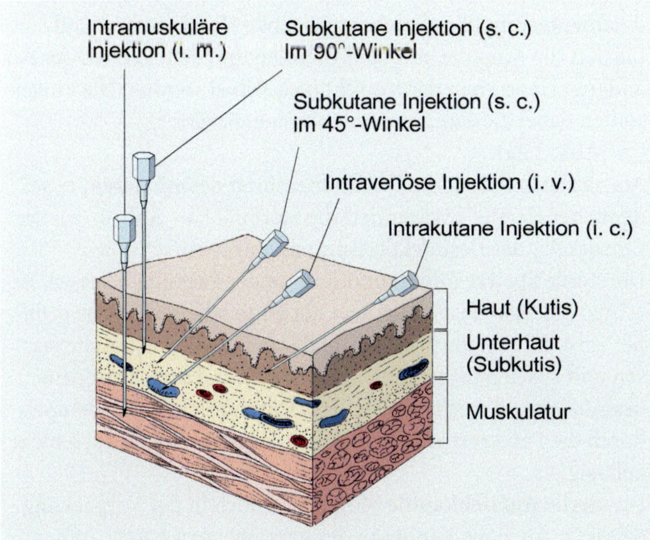

Abb. 2.1 Injektionsformen und deren Eindringtiefe.

Merke

Intraarterielle und intraossäre Injektionen sollten Ärzten vorbehalten sein.

2.1.2 Komplikationen bei Injektionen

- Unsachgemäße Injektion: zu schnell, Missachtung der Hygieneregeln, falsche Dosis, falscher Patient, falsche Applikationsart
- Missachtung von Kontraindikationen und Wechselwirkungen mit anderen Medikamenten
- Allergische Reaktion und Unverträglichkeit
- Schmerzhafte Injektion und Hämatombildung
- Nervenverletzung, Gewebeschädigung und Spritzenabszess
- Übertragung von Infektionskrankheiten

2.1.3 Wichtige Regeln

Folgende allgemeine Regeln sollten verinnerlicht werden:

- Vor jedem Patientenkontakt die **Hände desinfizieren.**
- Vor jeder Injektion den Patienten über Wirkung und Nebenwirkung der Medikamente informieren und das **Einverständnis** zur Injektion einholen.
- Kenntnisse über Vorerkrankungen, Medikamente, Allergien, will man unnötige Risiken ausschließen.
- Vor jeder Injektion das benötigte Arbeitsmaterial auf ein desinfiziertes Tablett legen und einen Abwurfbehälter bereitstellen.
- Vor jeder Injektion Medikamente und Tupfer im Hinblick auf **Verfallsdaten** kontrollieren und Medikamenteninformation am Beipackzettel beachten.
- Vor jeder Injektion an die **6 R-Regel** denken.

Merke

6-R-Regel:

1. Richtiger Patient
2. Richtiges Medikament
3. Richtige Dosierung
4. Richtige Applikation
5. Richtiger Zeitpunkt
6. Richtige Dokumentation

- Vor der Punktion das entsprechende Hautareal desinfizieren und die **desinfizierte Stelle nicht mehr berühren.**
- Bei jeder Injektion **Schutzhandschuhe** tragen.
- Injektionen immer **am liegenden Patienten** durchführen.
- Schmerzhafte Injektionen abbrechen.
- Keine Injektionen in Hautgebieten mit Ödem, Hämatom, Narbe oder lokaler Infektion durchführen.
- Sorgfältige **Dokumentation** über Medikamentenart, Dosis, Ort der Applikation und mögliche Reaktionen.
- Bei Blutentnahme Laborröhrchen mit Name, Geburtsdatum und Abnahmedatum kennzeichnen.

- Nach durchgeführter Injektion die Punktionsstelle auf Blutung, Rötung, allergische Reaktion o. ä. überprüfen.

2.1.4 Injektionsanamnese

Vor jeder Injektion muss eine Injektionsanamnese durchgeführt werden. Sie umfasst folgende Punkte:

- **Informationen** über Wirkung und Nebenwirkung des Medikaments und den therapeutischen Sinn der Injektion.
- **Einverständnis** zur Injektion einholen.
- **Arzneimittelanamnese:** Besonders wichtig wegen möglicher Wechselwirkungen der Pharmaka untereinander. So darf ein digitalisierter Patient niemals Kalzium i. v. erhalten. Die Folge kann ein plötzlicher Herzstillstand sein. Patienten mit Dauereinnahme von Antikoagulantien (ASS, Heparin oder Marcumar®) dürfen keine i. m.-Injektionen erhalten wegen einer unkontrollierten Hämatom- und Nekrosebildung im Injektionsgebiet.
- **Allergien** und **Unverträglichkeiten,** anaphylaktische Schockreaktionen in der Vorgeschichte erfragen, ggf. vorhandenen Allergiepass einsehen.
- **Infektiöse Erkrankungen** des Patienten erfragen, falls noch unbekannt.

2.2 Vorbereitung einer Injektion

2.2.1 Vorbereitung der Materialien

Für jede Injektionsart werden benötigt:

- Desinfiziertes Ablagetablett
- Spritze
- Kanülen (Aufzieh-, Injektionskanüle): Grundsätzlich wird für das Aufziehen des Medikaments eine separate, meist engerlumige Kanüle verwendet. Diese nach dem Aufziehen des Medikaments verwerfen. Die Injektion erfolgt mit einer zweiten, größerlumigeren Kanüle.
- Tupfer: je nach Injektionsart sterile oder sterilisierte (➤ 1.5.4)
- Medikament
- Pflaster
- Hautdesinfektionsmittel
- Handschuhe
- Staubinde
- Abfallbehälter und Kanülenabwurf (Sharps Container)

Eine **Kanüle** besteht aus Kanülenansatz, Kanülenschaft und Kanülenspitze mit Anschliff. Je nach Verwendungszweck gibt es Kanülen unterschiedlicher Länge und mit einem unterschiedlichen Lumen. Sie sind farbkodiert.

Spritzen bestehen aus Kolben, Zylinder und Konus. Der Konus kann zwei Varianten zeigen: einen Luer-Steckansatz und einen Luer-Lockansatz. Die Größe der Spritze orientiert sich an der Menge des zu applizierenden Medikaments. Die gängigsten Größen sind 2 ml-, 5 ml-, 10 ml- und 20 ml-Spritzen.

Merke

Alle Materialien auf Verfallsdatum, das Medikament auf makroskopische Trübungen oder Ausflockungen hin prüfen.

2.2.2 Aufziehen des Medikaments

In der **naturheilkundlichen Praxis** werden grundsätzlich rezeptfreie Medikamente appliziert, die in der Regel keine Toxizität aufweisen. Für das Aufziehen des Medikaments ist das Tragen von **Schutzhandschuhen nicht unbedingt nötig,** es sei denn, der Therapeut ist gegen das Medikament allergisch oder weist Hautverletzungen auf.

Im **Krankenhaus** ist auch beim Aufziehen des Medikaments das Tragen von **Schutzhandschuhen grundsätzlich empfohlen,** weil das Medikamenten-, Patienten-, und Keimspektrum völlig anders sind. Bei den Medikamenten handelt es sich meist um parenterale Ernährung, Antibiotika oder Chemotherapeutika.

Die Hygieneregeln müssen unabhängig davon, ob man Schutzhandschuhe trägt oder nicht, immer eingehalten werden.

Merke

Die Zubereitung und Verabreichung von Zytostatika sollten Ärzten vorbehalten bleiben. Diese Medikamente müssen unter einem Abzug vorbereitet werden, um keine giftigen Dämpfe zu inhalieren.

Durchführung

- Nach der Händedesinfektion und Überprüfung des zu applizierenden Medikaments nach der 5R-Regel kann das Medikament aufgezogen werden.
- Zunächst die Metallfolie oder den **Flip-Off-Verschluss** der Medikamentenampulle **abziehen.** Die linke Hand umfasst und stabilisiert die Ampulle, mit dem Daumen und dem Zeigefinger der anderen Hand kann der Verschluss geöffnet werden. Die Finger sollten dabei die Gummimembran nicht berühren (➤ Abb. 2.2a).
- Als nächsten Schritt die Gummimembran **desinfizieren,** es sei denn, der Hersteller garantiert die Sterilität (➤ Abb. 2.2b). Die Einwirkzeit des Desinfektionsmittels abwarten.
- Die sterile **Spritze öffnen** und noch in der Packung belassen. Beachten Sie, dass das Sterilgut an der vorgesehenen Lasche geöffnet wird. Mit beiden Daumen an der vorgesehenen Lasche fassen und auseinander ziehen (➤ Abb. 2.2c). Danach auf dem desinfizierten Tablett ablegen. Das Durchdrücken des Stempels durch die Papierverpackung ist nicht hygienisch und auch nicht zulässig.
- Die sterile **Aufziehkanüle öffnen** und noch in der Verpackung belassen. Auch die Kanüle an der vorgesehenen Lasche öffnen (➤ Abb. 2.2d).

- **Spritze** aus der Verpackung entnehmen (➤ Abb. 2.2e) und dann mit der **Aufziehkanüle** fest **verbinden** (➤ Abb. 2.2f). Beachten Sie, dass weder der Kanülenansatz noch der Spritzenkonus angefasst werden und auch mit sonst nichts in Berührung kommen.
- **Kanülenkappe abziehen** (➤ Abb. 2.2 g) und senkrecht in die **Ampulle einstechen** (➤ Abb. 2.2h).
- Die Ampulle kippen und die gewünschte Menge der zu **injizierenden Substanz aufziehen** (➤ Abb. 2.2i). Es empfiehlt sich, etwas mehr aufzuziehen, um eventuell vorhandene Blasen im nächsten Schritt zu entlüften. Beim Aufziehen des Medikaments aus der Ampulle fassen Daumen und Mittelfinger den Kolbenansatz, der Zeigefinger den Zylinderansatz. Daumen und Mittelfinger führen einen Zug nach unten aus, der Zeigefinger einen Druck nach oben. Der gesamte Kolben sollte nicht angefasst bzw. umfasst werden. Die Spritze wird ausschließlich zum einmaligen Gebrauch verwendet. Während des Aufziehen und der Injektion werden der Kolben und Zylinder verformt, sodass es zur Kontamination der Innenseite des Zylinders kommen kann. In die sterile Ampulle keine Raumluft aufziehen, um das Medikament leichter aspirieren zu können.
- In einem weiteren Schritt werden eventuell vorhandene Luftblasen **entlüftet** und die überschüssige Menge des Medikaments entfernt (➤ Abb. 2.2j). Dazu die Spritze mit der Kanüle nach oben positionieren. Beim exzentrischen Konus muss die Spritze leicht gekippt werden, sodass der Konus den höchsten Punkt erreicht und die Luftblase zum Konus zeigt. Ist der Konus zentrisch, die Spritze senkrecht positionieren. Im Anschluss einen sterilisierten Tupfer an das Kanülenende halten, die Spritze entlüften und die überschüssige Menge des Medikaments aus dem Spritzenzylinder entlassen. Sollten Luftblasen an der Zylinderwand haften, kann leicht gegen die Spritzenwand geklopft werden. Damit lösen sich die Bläschen, steigen nach oben und können problemlos entlüftet werden.
- **Aufziehkanüle** ohne Recapping mit den Fingern **abziehen** (➤ Abb. 2.2k). Dabei mit den Fingern den Spritzenkonus nicht berühren. Die Kanüle in den Sharps Container **entsorgen,** ohne den Container zu berühren (➤ Abb. 2.2 l).
- Die Spritze nicht ablegen, sondern in der Hand behalten, während die **Injektionskanüle geöffnet** (➤ Abb. 2.2 m) und mit der Spritze **verbunden** wird (➤ Abb. 2.2n).
- Die mit der Kanüle konnektierte Spritze am desinfizierten Ablagetablett deponieren.

Merke

- Medikamente direkt vor der Injektion aufziehen; eine längerfristige Vorbereitung ist nicht zulässig.
- Nach Medikamentenentnahme aus einer Mehrfachampulle die Ampulle mit Datum und Uhrzeit beschriften. Der Inhalt der Ampulle kann meist weitere 24 Stunden gelagert und verwendet werden, vorausgesetzt, die Ampulle enthält Konservierungsstoffe und der Hersteller macht keine anderen Angaben über Lagerung und Haltbarkeit.

Bildstrecke Vorbereitung einer Injektion

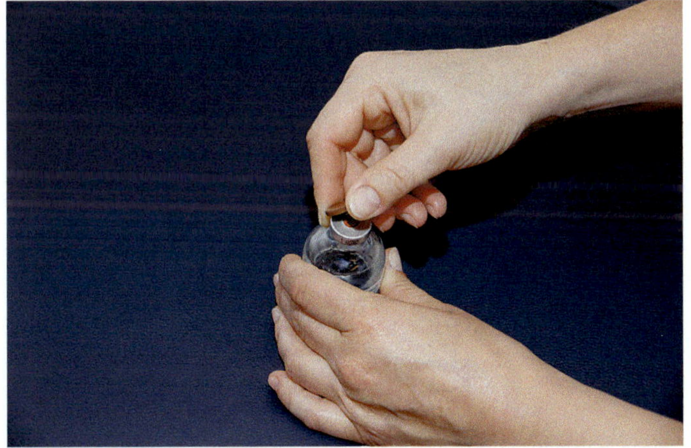

Abb. 2.2a Öffnen des Flip-off-Verschlusses. Dabei die Gummimembran nicht berühren.

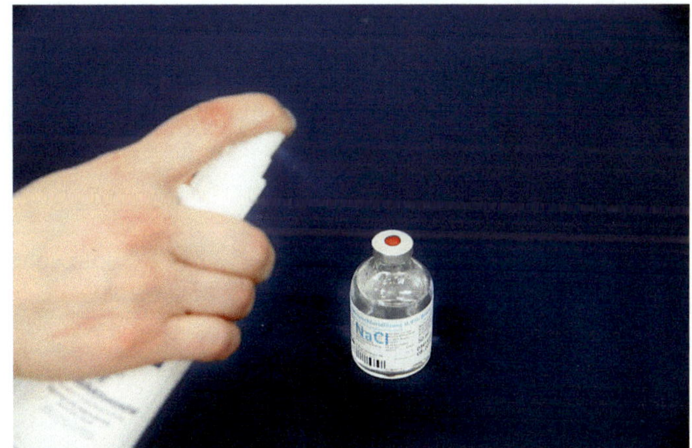

Abb. 2.2b Desinfektion der Gummimembran.

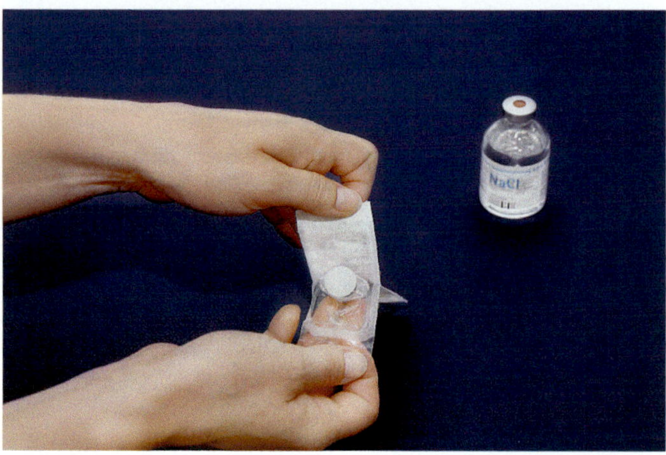

Abb. 2.2c Spritze an der vorgesehenen Lasche öffnen und die Spritzenverpackung auseinander ziehen.

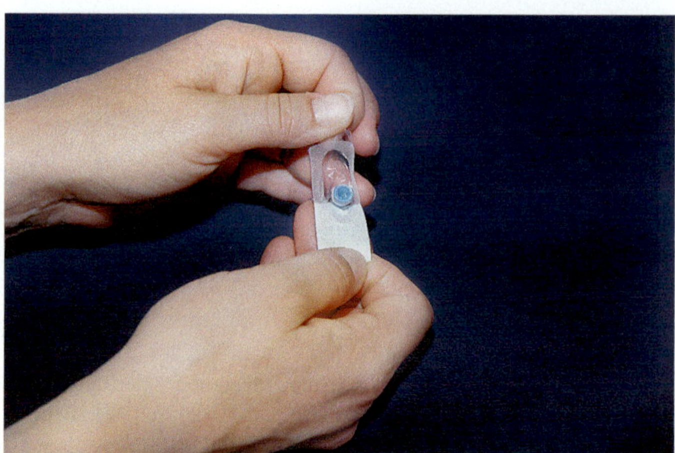

Abb. 2.2d Aufziehkanüle an der vorgesehenen Lasche öffnen und Kanülenverpackung auseinander ziehen.

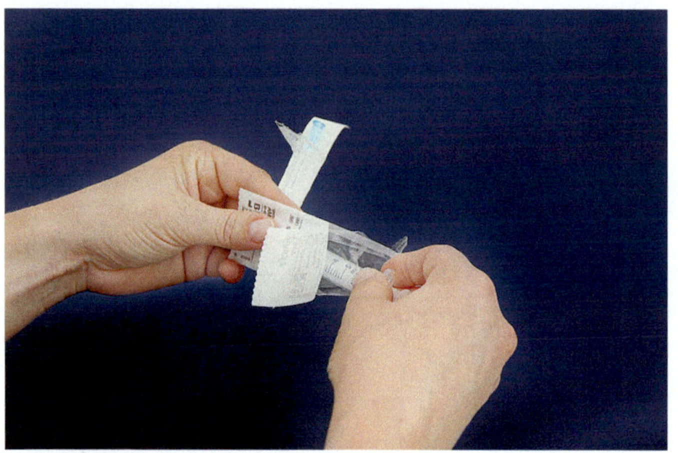

Abb. 2.2e Spritze aus der Verpackung entnehmen.

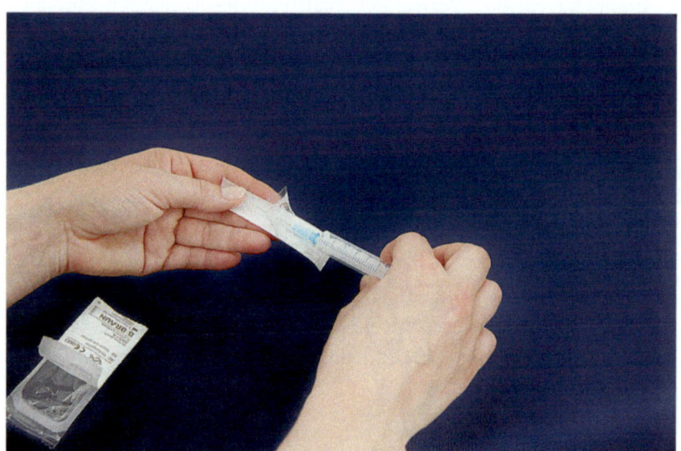

Abb. 2.2f Spritze und Aufziehkanüle fest verbinden.

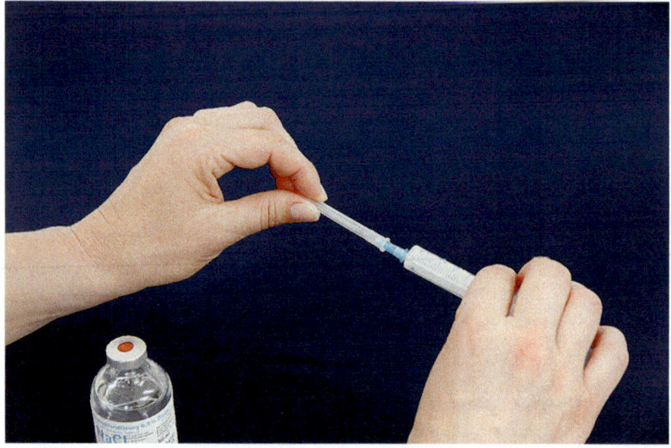

Abb. 2.2g Die Kanülenkappe abziehen.

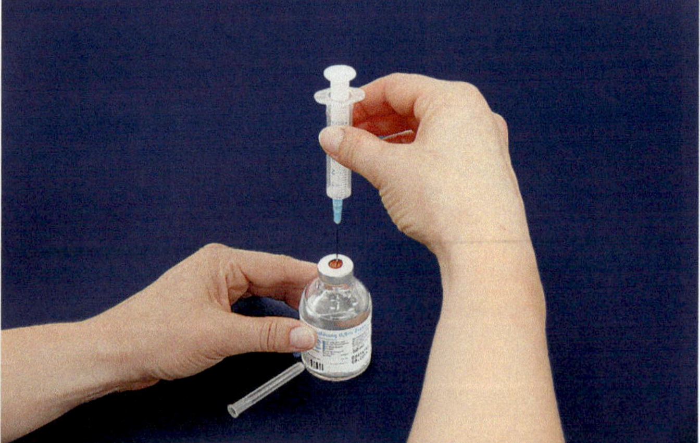

Abb. 2.2h Die Kanüle senkrecht in die Ampulle einstechen.

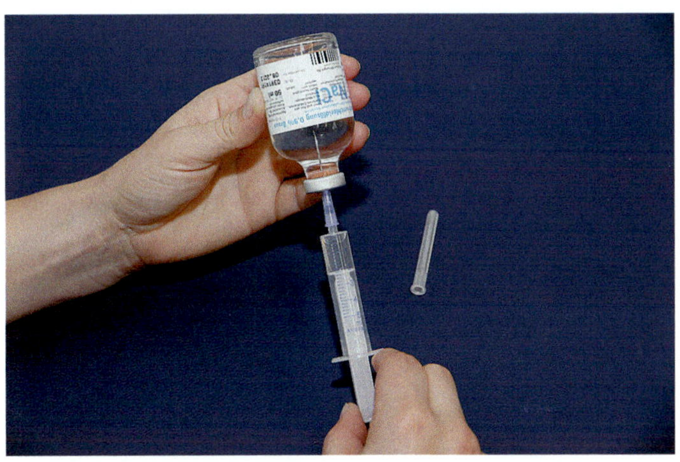

Abb. 2.2i Die Ampulle kippen und die gewünschte Menge durch Zurückziehen des Kolbens aufziehen.

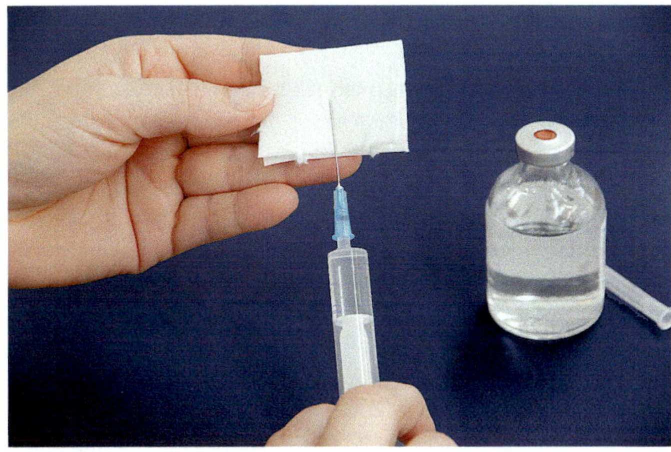

Abb. 2.2j Entlüftung der Luftblasen und Entfernung der überschüssigen Menge des Medikaments.

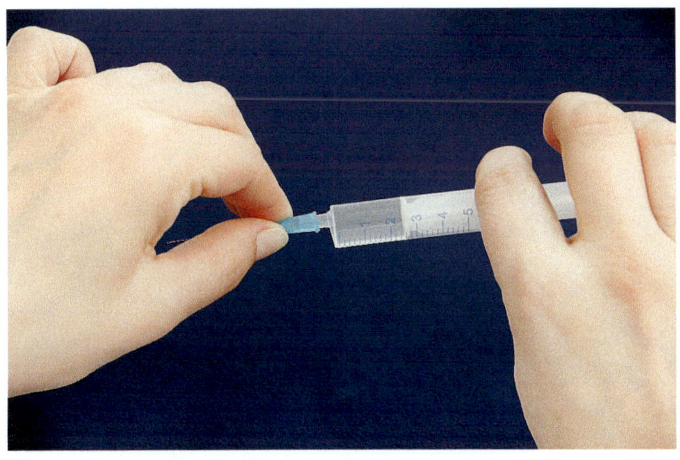

Abb. 2.2k Aufziehkanüle am Ansatz der blauen Markierung fassen und abziehen.

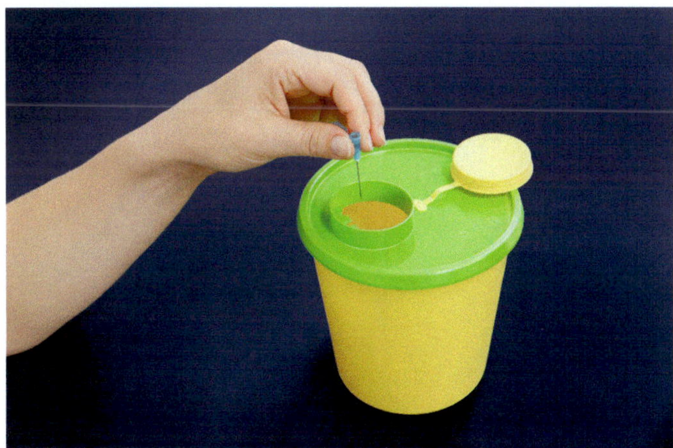

Abb. 2.2l Aufziehkanüle in den Sharps Container werfen, dabei den Abwurf nicht berühren.

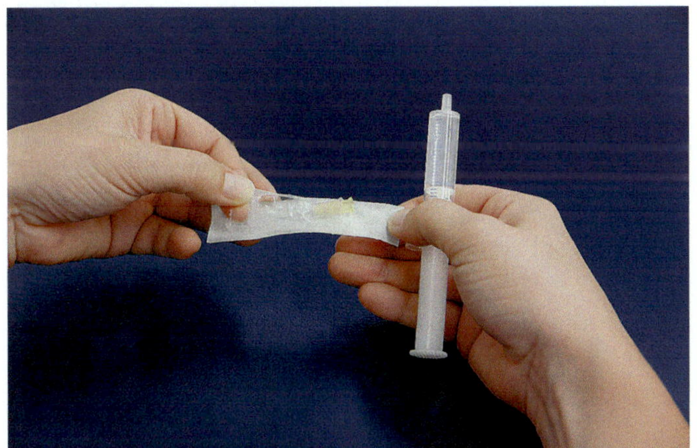

Abb. 2.2m Injektionskanüle an der vorgesehenen Lasche öffnen.

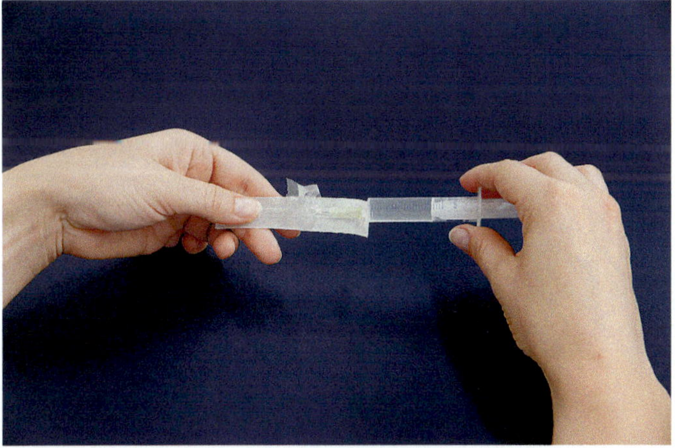

Abb. 2.2n Spritze und Injektionskanüle fest verbinden.

Durchführung bei Glasampullen

Die Technik der Medikamentenentnahme aus einer Glasampulle ist grundsätzlich die gleiche: Das Öffnen der Spritze, Aufziehkanüle und Injektionskanüle, die Verbindung beider Komponenten, die Entlüftung von Blasen und das Abwerfen der Aufziehkanüle im Sharps-Container gleichen den bereits beschriebenen Schritten. Die Verwendung einer Glasampulle unterscheidet sich nur in folgenden Schritten:

- Zunächst sicherstellen, dass sich der **Lösungsinhalt** gänzlich im **Glaskörper** und nichts im Ampullenkopf befindet. Ein Beklopfen der Ampulle oder ein schwungvolles Herunterschütteln aus dem Handgelenk können Lösungsrückstände in den Ampullenkorpus transferieren.
- Den Ampullenhals **nicht desinfizieren.**
- Die **Sollbruchstelle** ist mit einem farbigen Ring am Ampullenhals oder durch einen Punkt am Ampullenköpfchen markiert. Die Punkte müssen zum Anwender zeigen, die Bruchrichtung geht vom Anwender weg.
- Den **Ampullenkopf** mit einem **Tupfer** umfassen (➤ Abb. 2.3a), vom Anwender weg **brechen** und im Kanülenabwurf entsorgen.
- In einem weiteren Schritt das **Medikament aufziehen,** wobei die Aufziehkanüle den Ampullenhals nicht berühren darf. Die Ampulle muss meist gekippt werden, um den gesamten Inhalt entnehmen zu können (➤ Abb. 2.3b).

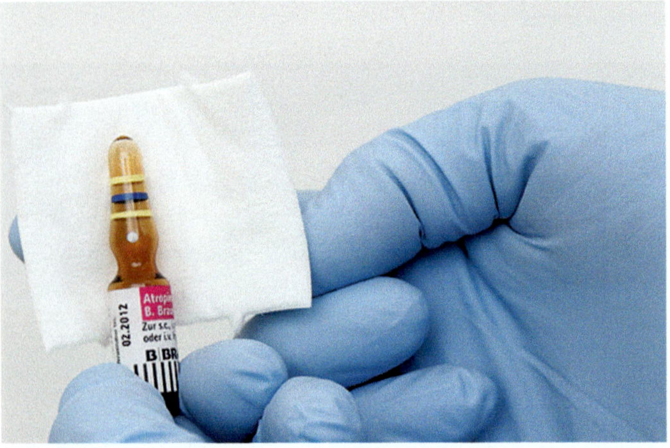

Abb. 2.3a Den Ampullenkopf mit einem Tupfer umfassen und an der Sollbruchstelle vom Anwender weg aufbrechen.

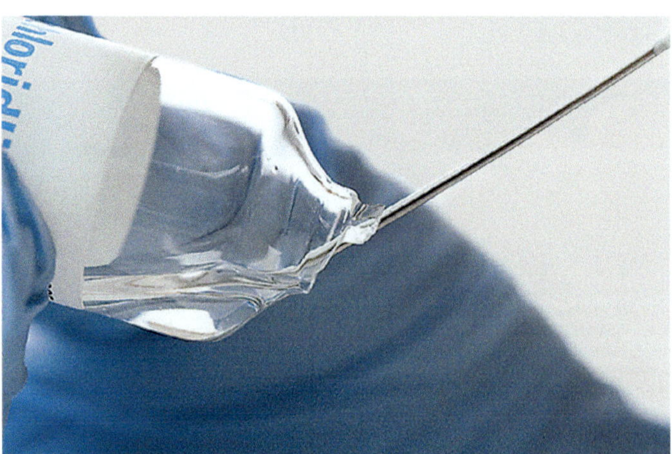

Abb. 2.3b Das Medikament aufziehen und dabei den Ampullenhals nicht berühren.

Notizen

KAPITEL

3 Intravenöse Injektion

HINWEIS PRÜFUNG

Die i. v.-Injektion wird im mündlich-praktischen Teil der Heilpraktikerüberprüfung häufig abgefragt, die dann am Phantomarm demonstriert werden muss. Die nachfolgende Injektionsart ist deswegen auch an einem Phantomarm dargestellt.

3.1 Anwendungsbereiche und Applikationsorte

Die intravenöse Injektion dient der Applikation von Medikamenten direkt in die **Vene.** Der Wirkungseintritt erfolgt nach Sekunden. Die Injektion erfolgt beim liegenden Patienten.

Anwendungsbereiche

- Naturheilkundliche Medikamente
- Antiallergika
- Vitaminpräparate

Applikationsorte

➤ Abb. 3.1

- Ellenbeuge: V. mediana cubiti, V. cephalica, letzte Wahl ist wegen der Nachbarschaftsbeziehungen zur Arterie und Nerven die V. basilica
- Unterarm: V. cephalica, V. mediana
- Handrücken: das Venennetz wird allerdings als sehr schmerzhaft empfunden

Tipps und Tricks

- Bei einer einmaligen intravenösen Injektion kann eine große, sichere Vene gewählt werden. Am besten eignen sich in der Ellenbeuge die **V. cephalica oder V. mediana cubiti.**
- Sind mehrere Injektionen vorgesehen, empfiehlt sich die Wahl einer distal gelegenen Vene, sodass bei Folgeinjektionen eine proximal gelegene Injektionsstelle gewählt werden kann.
- Bei mehrmaligen Punktionen bzw. Injektionen am Tag empfiehlt sich die Anlage eines periphervenösen Zugangs.

3.2 Kontraindikationen

Vor der geplanten Injektion empfiehlt es sich, den Hautbereich genau zu inspizieren. Folgende Kriterien bzw. Erkrankungen stellen eine Kontraindikation für die intravenöse Injektion dar:

- Entzündliche und sonstige Hautveränderungen, inkl. Narbenbildung, Tätowierung und Schwellung
- Lymphödem, Z. n. Axillaresektion im Rahmen der Ablatio mammae

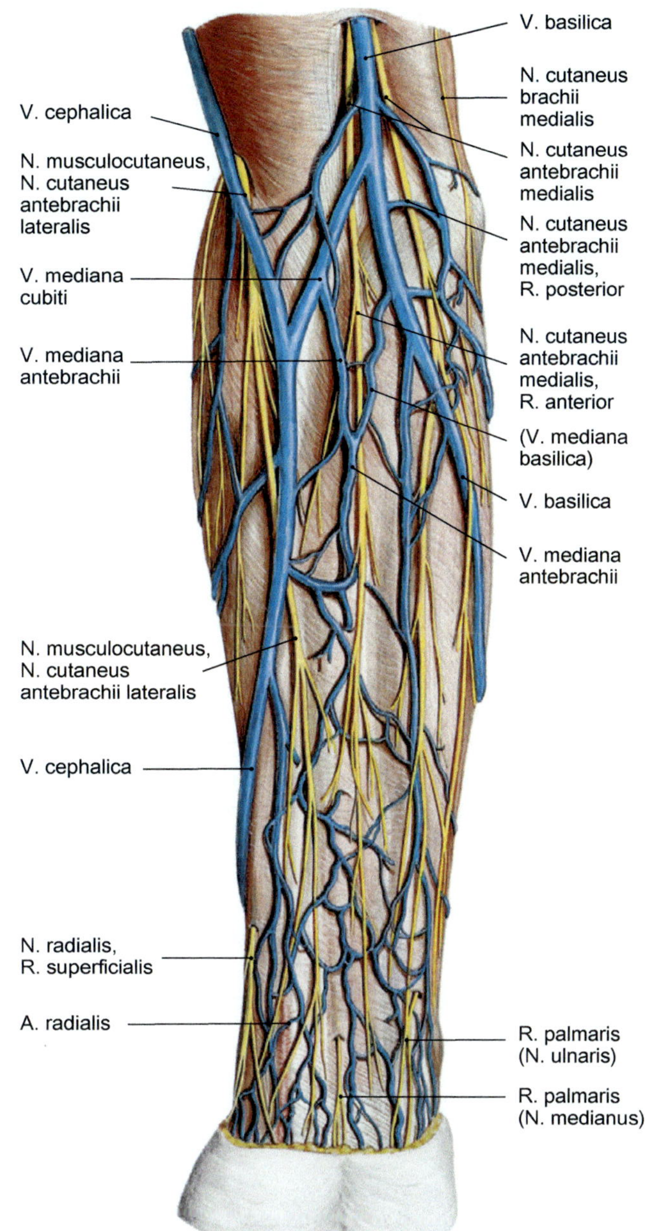

Abb. 3.1 Anatomische Darstellung von Venen und Nerven am Arm.

- Dialyse-Shunt am gleichen Arm
- Paretischer Arm
- Bekannte allergische Reaktionen gegen das zu applizierende Medikament
- Keine Zulassung des Medikaments für i. v.-Injektionen
- Injektion distal einer Paravasatbildung
- Fehlendes Einverständnis des Patienten

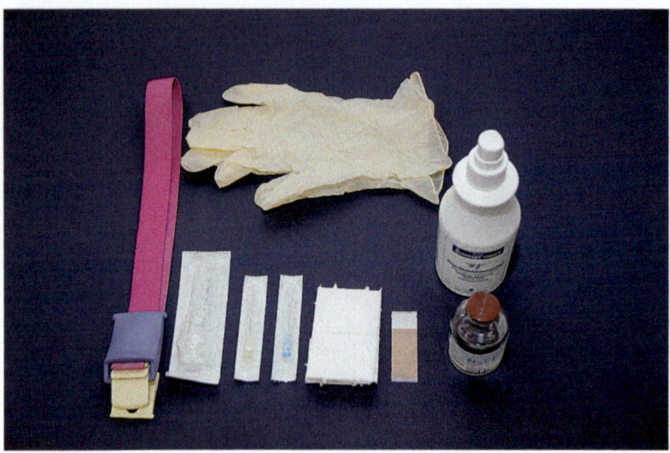

Abb. 3.2 Für eine i. v.-Injektion benötigte Utensilien.

3.3 Vorbereitung

Vor der geplanten Injektion sollten die Vorbereitungsmaßnahmen sowohl am Patienten als auch im Hinblick auf die Zusammenstellung der Materialien getroffen worden sein. Folgendes Schema kann zum Einsatz kommen:

- Zunächst die Injektionsanamnese erheben (➤ 2.1.4).
- Ferner den Patienten über Wirkungen, Nebenwirkungen und Wechselwirkungen des Medikaments informieren und sein Einverständnis zur Injektion einholen.
- Die kontaminierten Gegenstände wie Abwurf und Kanülenabwurfbehälter (Medibox oder Sharp Container) in Reichweite, aber nicht auf der desinfizierten Ablagefläche bereitstellen.
- Danach erfolgt die Händedesinfektion.
- Auf einem desinfizierten Ablagetablett Folgendes bereitlegen (➤ Abb. 3.2):
  - Aufziehkanüle
  - Sterile Applikationskanüle
  - Sterile Einmalspritze
  - Sterilisierte Tupfer
  - Hautdesinfektionsmittel
  - Handschuhe
  - Medikament zur Applikation
  - Pflaster
  - Staubinde

3.4 Durchführung

Nachfolgend werden die Technik und der Ablauf der i. v.-Injektion beschrieben. Es empfiehlt sich, den gesamten Ablauf konzentriert und ohne Ablenkung durchzuführen.

- Vorbereitetes Material am Arbeitsplatz abstellen.
- Falls keine geeignete Vene sichtbar ist, eine Stauung anlegen, wobei der Puls tastbar sein muss (Druck ca. 50–100 mmHg). Wenn die Venen gut sichtbar sind, diese betrachten und tasten, um den Verlauf der Vene zu bestimmen. Eine geeignete **Vene lokalisieren** (➤ Abb. 3.3a). Danach ggf. Stauung lösen.
- Eine hygienische Händedesinfektion durchführen, wenn die Zeit zwischen Anamneseerhebung und Bereitlegung von Materialien unterbrochen werden musste oder wenn die Hände kontaminiert wurden, z. B. um die Haare zusammenzubinden.
- **Medikament** mit Aufziehkanüle **aufziehen,** Spritze entlüften, Aufziehkanüle abziehen und verwerfen, danach die Injektionskanüle aufsetzen (➤ 2.2.2).
- Als nächstes die **Haut** über dem Punktionsareal **desinfizieren** (➤ Abb. 3.3b). Die Einwirkzeit muss abgewartet werden. Bei gröberen Verschmutzungen das Hautareal mit einem sterilisierten Tupfer abwischen und erneut Hautdesinfektionsmittel aufbringen. Auch beim zweiten Vorgang die Einwirkzeit beachten. Das Punktionsareal nicht mehr nachpalpieren.
- Während der Einwirkzeit die **Schutzhandschuhe anziehen** (➤ Abb. 3.3c).
- Den **Stauschlauch** proximal der Injektionsstelle **anlegen** (➤ Abb. 3.3d). Beim Schließen des Stauschlauchs mit der linken Hand den Stauschlauch sanft anziehen, der Zeigefinger der rechten Hand fasst dabei unter den Stauschlauch. Damit können Einklemmungen von Hautfalten vermieden werden. Bei neuen Stauschläuchen vor Gebrauch den Verschlussmechanismus prüfen und die Handhabung sicher beherrschen. Das bereits desinfizierte Areal sollte nicht vom Stauschlauch, Blusenärmel usw. berührt werden.
- An der vorbereiteten Spritze die **Kanülenkappe abziehen** (➤ Abb. 3.3e).
- Die umliegende Haut kann mit ausreichender Distanz zum Punktionsareal leicht gespannt werden. Die **Einstich** erfolgt im Winkel von **30°** zur Haut mit dem Anschliff nach oben, (➤ Abb. 3.3f). Danach die **Kanüle** ca. 1 cm **vorschieben** und den **Winkel abflachen** (➤ Abb. 3.3 g).
- Im nächsten Schritt erfolgt die **Aspiration.** Die korrekte Lage der Kanüle in der Vene wird durch Rückfluss von Blut sichtbar (➤ Abb. 3.3h).
- Die **Staubinde lösen** (➤ Abb. 3.3i) und das Medikament langsam **injizieren** (➤ Abb. 3.3j).
- Nach der Medikamentenapplikation die **Kanüle** vollständig aus der Vene **herausziehen** (➤ Abb. 3.3k). Erst dann das Punktionsareal mit einem sterilisierten Tupfer **komprimieren** (➤ Abb. 3.3 l).
- Die **Kanüle** ohne Recapping im Abwurfbehälter **entsorgen** (➤ Abb. 3.3 m).
- Ein **Pflaster** auf die Punktionsstelle kleben (➤ Abb. 3.3n).
- Den Patienten auf mögliche allergische Reaktionen hin beobachten und die Injektion **dokumentieren.**

3

Bildstrecke intravenöse Injektion

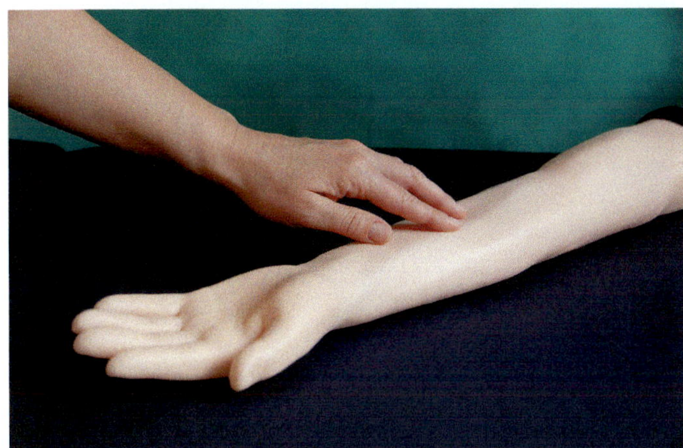

Abb. 3.3a Eine geeignete Vene lokalisieren.

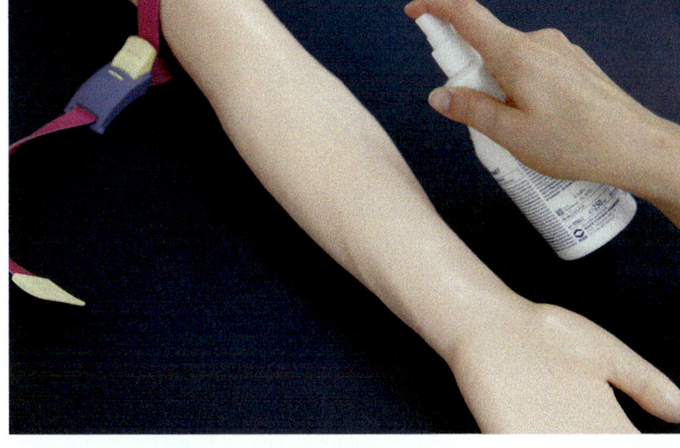

Abb. 3.3b Großzügig die Punktionsstelle desinfizieren.

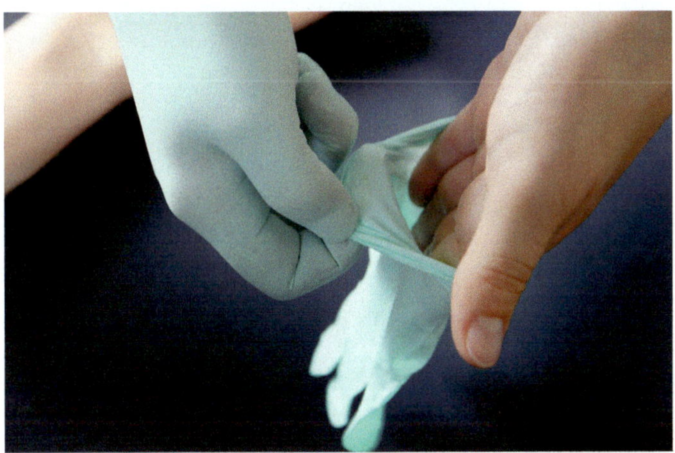

Abb. 3.3c Die Schutzhandschuhe überziehen.

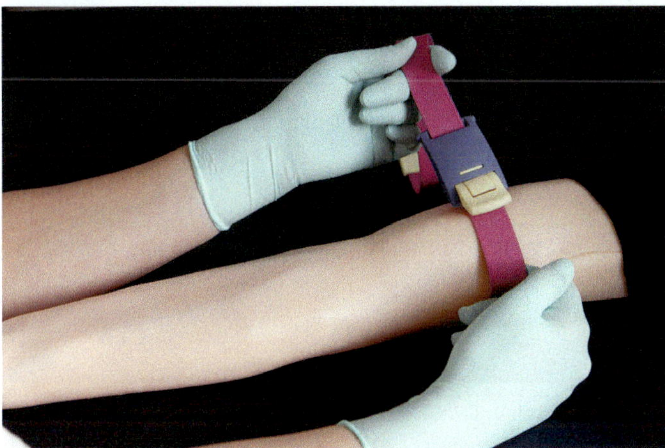

Abb. 3.3d Den Stauschlauch anlegen.

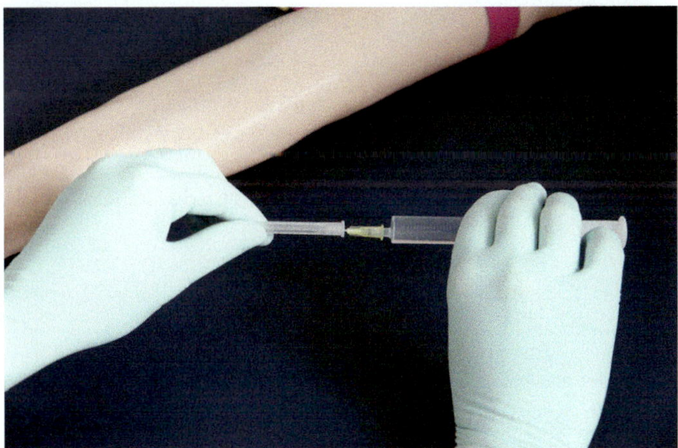

Abb. 3.3e Die Kanülenkappe abziehen.

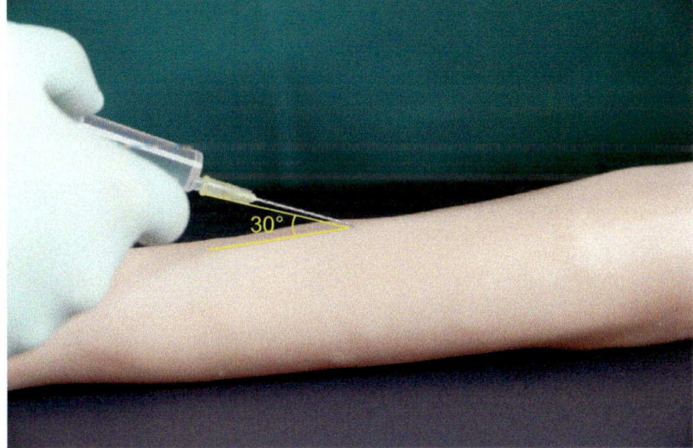

Abb. 3.3f Die Kanüle im Winkel von 30° mit dem Anschliff nach oben in die Haut einstechen.

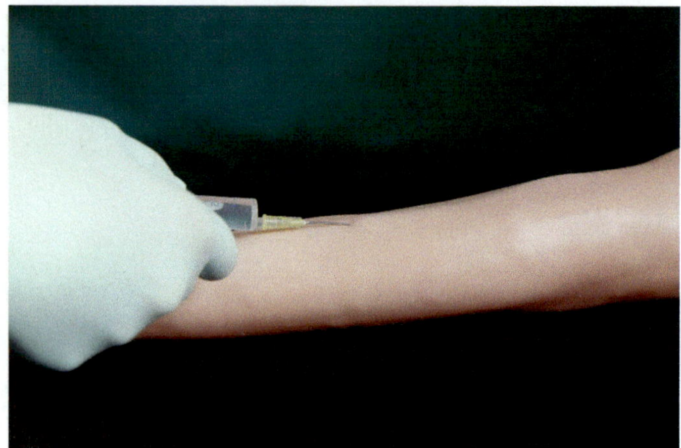

Abb. 3.3g Nach Platzierung der Kanüle in der Vene den Winkel abflachen.

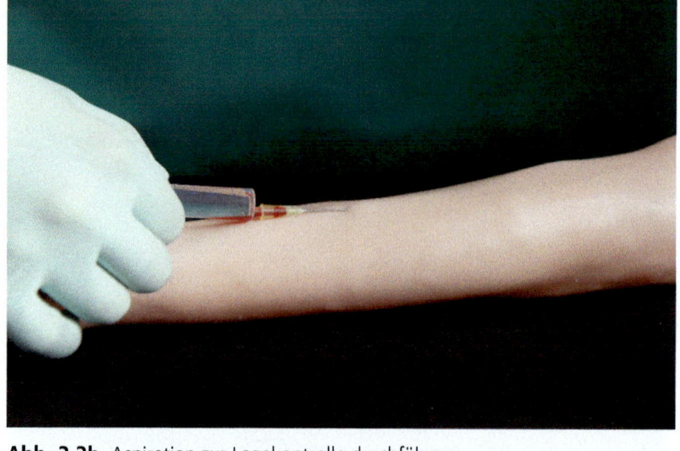

Abb. 3.3h Aspiration zur Lagekontrolle durchführen.

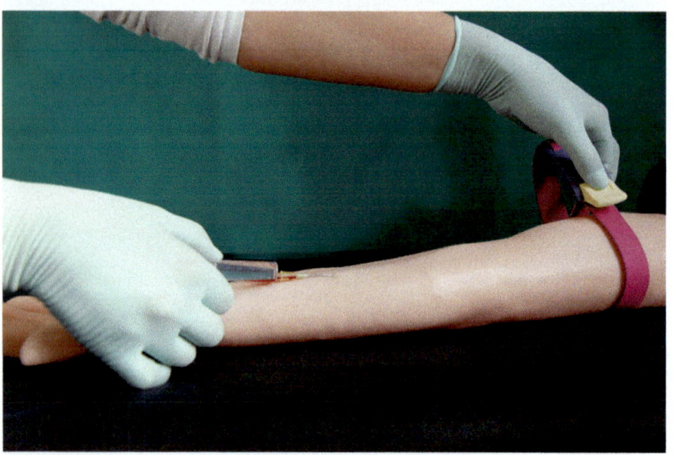

Abb. 3.3i Den Stauschlauch lösen.

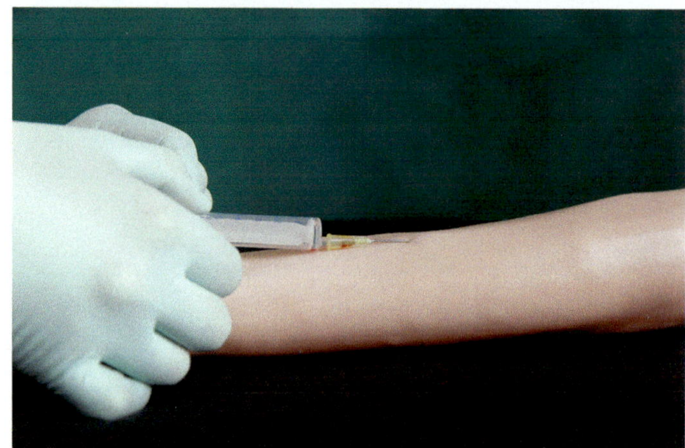

Abb. 3.3j Das Medikament langsam injizieren.

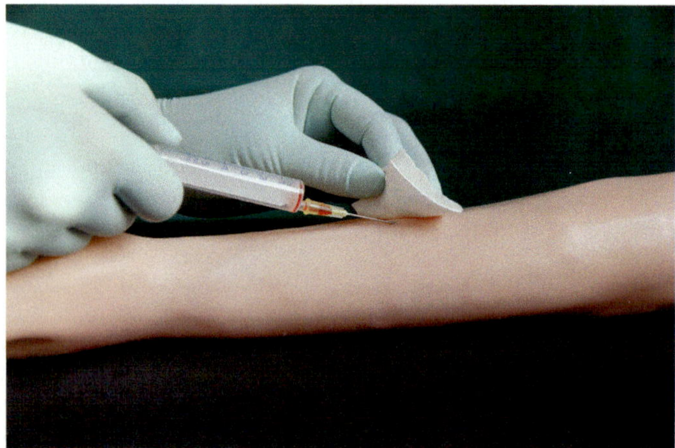

Abb. 3.3k Nach erfolgter Injektion Tupfer bereithalten und die Kanüle vollständig entfernen.

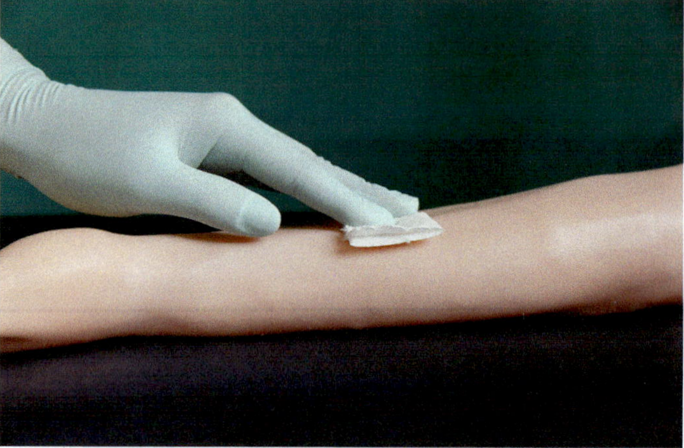

Abb. 3.3l Erst dann mit der Kompression beginnen.

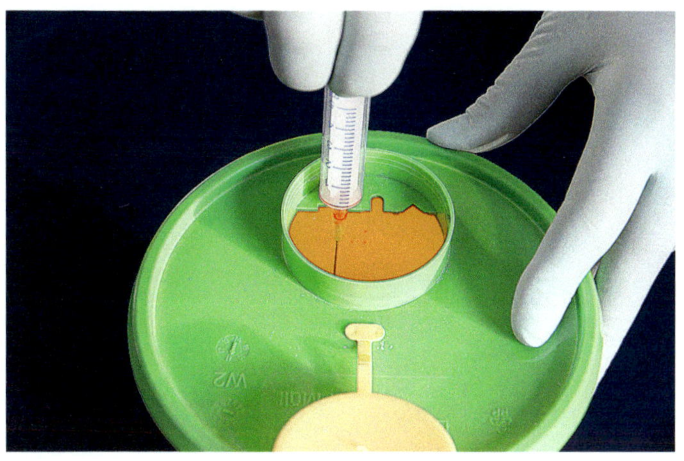

Abb. 3.3m Die Injektionskanüle im Sharps Container entsorgen.

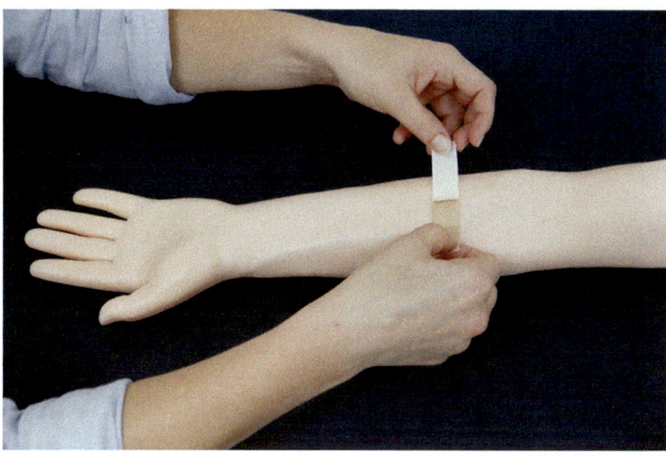

Abb. 3.3n Ein Pflaster aufkleben.

3.5 Komplikationen und Maßnahmen

➢ Tab. 3.1

Tab. 3.1 Komplikationen bei i. v.-Injektionen und Maßnahmen.

Komplikation	Maßnahmen
Schmerzen beim Einstechen u. a. durch • Desinfektionsmittelreste • Flachen Einstichwinkel • Langsames Einstechen	• Desinfektionsmittel muss abgetrocknet sein, Haut sollte nicht glänzen • 30°-Einstichwinkel beachten • Zügig in die Haut einstechen
Perforation der Vene	• Stauung lösen • Kanüle entfernen • Gefäß für einige Minuten komprimieren • Gegebenenfalls erneute Injektion proximal der ursprünglichen Injektion
Arterielle Punktion (sichtbar am hellen Blut und der Pulsation)	• Injektion stoppen • Notruf absetzen • Druckverband anlegen • Großlumigen periphervenösen Zugang am anderen Arm legen
Punktion eines Nervs (Schmerzen und Parästhesien im Innervationsgebiet)	• Injektion stoppen • Notruf absetzen • Großlumigen periphervenösen Zugang legen
Allergische bzw. anaphylaktische Reaktion	• Injektion stoppen, Kanüle belassen und fixieren • Stauschlauch schließen • Gegebenenfalls Blut aspirieren • Notruf absetzen • Großlumigen periphervenösen Zugang proximal der liegenden Kanüle legen • Nacl 0,9 % 1.000 ml oder Ringer-Lösung und 1 Ampulle Tavegil i. v. applizieren • Falls vorhanden Sauerstoff verabreichen
Infektion im Punktionsgebiet	• Gegebenenfalls vorhandene Dauerverweilkanüle entfernen • Lokal kühlen • Zum Arzt verweisen

Notizen

KAPITEL

4 Intramuskuläre Injektion

HINWEIS PRÜFUNG

Die i. m.-Injektion wird im mündlich-praktischen Teil der Heilpraktikerüberprüfung häufig abgefragt und muss dann am Phantom demonstriert werden. Wichtig ist das korrekte Aufsuchen des Injektionspunktes nach von Hochstetter.

4.1 Anwendungsbereiche und Applikationsorte

Diese Injektionsart ist eine Technik, bei der kleinere Arzneimengen mit Depotwirkung in den **Muskel** verabreicht werden. Mit dieser Art der Applikation wird ein verzögerter Wirkungseintritt erreicht. Geeignet für diese Injektionsart sind am besten wässrige und isotone Lösungen.

Anwendungsbereiche

- Vitaminpräparate
- Eigenbluttherapie
- Impfungen (Ärzten vorbehalten)
- Depot-Neuroleptika (Ärzten vorbehalten)

Applikationsorte

- M. deltoideus: ca. 5 cm unterhalb des Akromion (➤ Abb. 4.1a)
- M. glutaeus medius und minimus: Dreieck zwischen Spina iliaca anterior superior, Crista iliaca und Trochanter major (➤ Abb. 4.1b)
- M. vastus lateralis: im Bereich von ca. einer Handbreit unterhalb des Trochanter major und einer Handbreit über der Patella bei Kindern (➤ Abb. 4.1c)

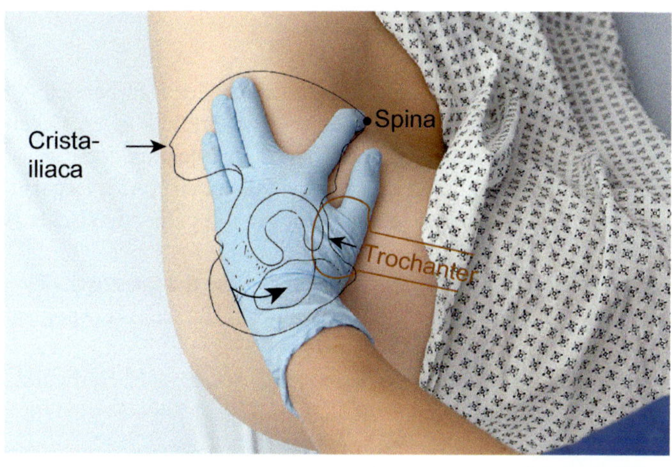

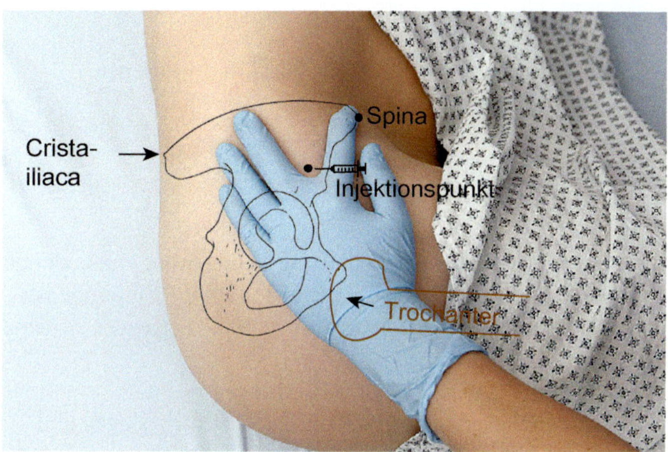

Abb. 4.1b Intramuskuläre Injektion: Ventroglutealer Punktionsort nach von Hochstetter.

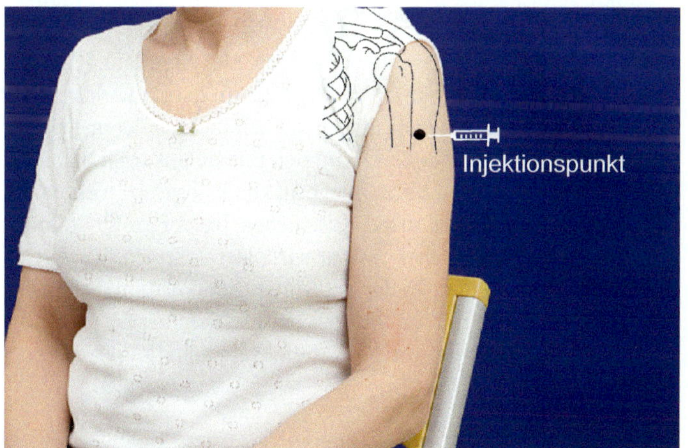

Abb. 4.1a Intramuskuläre Injektion: Punktionsort am Oberarm.

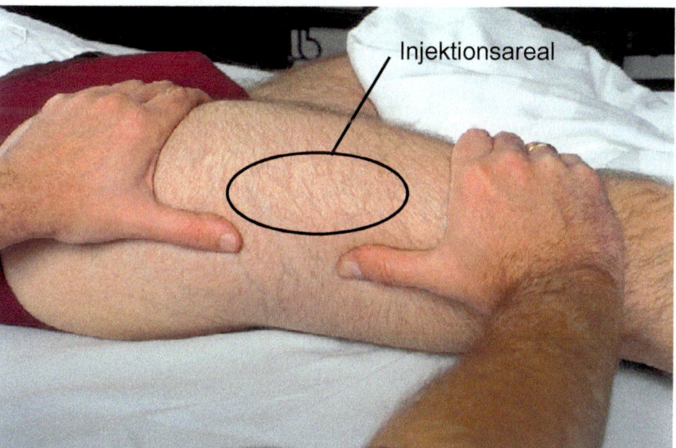

Abb. 4.1c Intramuskuläre Injektion: Punktionsort am Oberschenkel.

4

4.2 Kontraindikationen

Vor der geplanten Injektion empfiehlt es sich, den Hautbereich genau zu inspizieren. Folgende Kriterien bzw. Erkrankungen stellen eine Kontraindikation für die intramuskuläre Injektion dar:

- Einnahme von Antikoagulanzien wie Marcumar®, ASS, Heparin
- Hämophilie oder sonstige Erkrankungen mit hämorrhagischer Diathese
- Thromboembolische Erkrankungen, die eine therapeutische Lysetherapie erfordern, z. B. Lungenembolie, Herzinfarkt, Apoplex
- Schockgeschehen
- Entzündliche und sonstige Hautveränderungen, inkl. Narbenbildung, Tätowierung und Schwellung
- Paretische Gliedmaße
- Bekannte allergische Reaktion gegen das zu applizierende Medikament
- Keine Zulassung des Medikaments für i. m.-Injektionen
- Fehlendes Einverständnis des Patienten

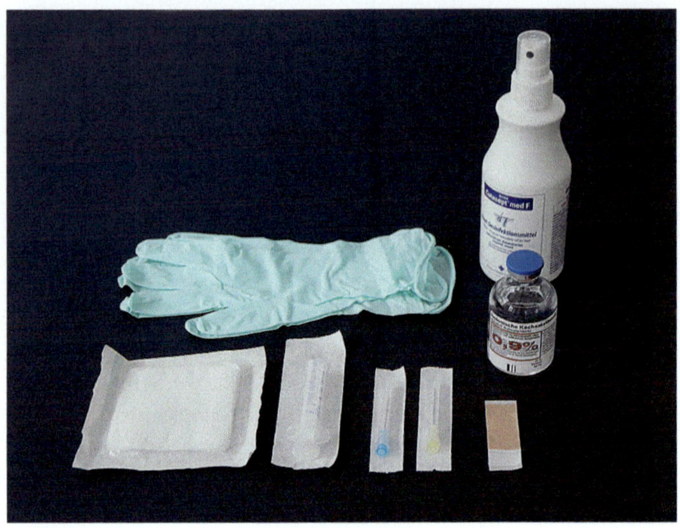

Abb. 4.2 Für eine i. m.-Injektion benötigte Utensilien.

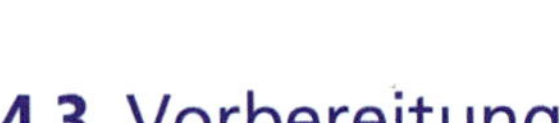

4.3 Vorbereitung

Vor der geplanten Injektion sollten die Vorbereitungsmaßnahmen sowohl am Patienten als auch im Hinblick auf die Zusammenstellung der Materialien getroffen worden sein. Folgendes Schema kann zum Einsatz kommen:

- Zunächst die Injektionsanamnese erheben (➤ 2.1.4).
- Ferner den Patienten über Wirkungen, Nebenwirkungen und Wechselwirkungen des Medikaments informieren und sein Einverständnis zur Injektion einholen.
- Die kontaminierten Gegenstände wie Abwurf und Kanülenabwurfbehälter (Medibox oder Sharp Container) in Reichweite, aber nicht auf der desinfizierten Ablagefläche bereitstellen.
- Danach erfolgt die Händedesinfektion.
- Auf einem desinfizierten Ablagetablett Folgendes bereitlegen (➤ Abb. 4.2):
  - Aufziehkanüle
  - Sterile Applikationskanüle
  - Sterile Einmalspritze
  - **Sterilen** Tupfer
  - Hautdesinfektionsmittel
  - Handschuhe
  - Medikament zur Applikation
  - Pflaster

4.4 Durchführung

Nachfolgend werden die Technik und der Ablauf der i. m.-Injektion beschrieben. Es empfiehlt sich, den gesamten Ablauf konzentriert und ohne Ablenkung durchzuführen.

- Vorbereitetes Material am Arbeitsplatz abstellen.
- **Medikament** mit Aufziehkanüle **aufziehen,** Spritze entlüften, Aufziehkanüle abziehen und verwerfen, danach die Injektionskanüle aufsetzen (➤ 2.2.2). Hier empfiehlt es sich, die Kappe der Aufziehkanüle nicht zu verwerfen, weil sie zur Markierung des Injektionspunktes verwendet werden kann.
- Den Patienten seitlich lagern und die Knie leicht beugen.
- Zum **Aufsuchen der Injektionsstelle** bei der ventroglutealen i. m.-Injektion nach **von Hochstetter** sind drei Markierungspunkte zu beachten: Der vordere obere Darmbeinstachel (Spina iliaca anterior superior), der Darmbeinkamm (Crista iliaca) und der große Rollhügel (Trochanter major). Liegt der Patient auf der linken Seite, mit dem Zeigefinger der linken Hand den vorderen oberen Darmbeinstachel aufsuchen und palpieren. Mit dem Mittelfinger der linken Hand den Darmbeinkamm palpieren, wobei Zeige- und Mittelfinger maximal gespreizt werden. Danach die Hand nach distal verschieben, bis der große Rollhügel unter dem Handballen tastbar wird. Der Zeigefinger bleibt während der Drehung an der ursprünglichen Position. Die Injektionsstelle liegt nun im unteren Drittel zwischen Zeige- und Mittelfinger und kann mit der Kanülenkappe markiert werden (➤ Abb. 4.1a).

An dieser Stelle empfiehlt sich, noch einmal das Gewebe zu betasten, um die Sicherheit zu haben, dass unter dem gedachten Punktionsort auch genügend Muskulatur liegt. Die ventrogluteale Injektion nach von Hochstetter wird nur bei Erwachsenen angewendet.

- Als nächstes die **Haut** über dem Punktionsareal **desinfizieren** (➤ Abb. 4.3a). Die Einwirkzeit muss abgewartet werden.
- Danach einen **sterilen Tupfer öffnen** (➤ Abb. 4.3b), an einer Ecke fassen und über das desinfizierte Punktionsareal einmal **wischen** (➤ Abb. 4.3c).
- Im Anschluss die Haut **erneut desinfizieren** und die Einwirkzeit abwarten (➤ Abb. 4.3a).
- In der Zwischenzeit die **Handschuhe** überziehen (➤ Abb. 4.3d).
- Im nächsten Schritt die Kanülenkappe abziehen, die Haut leicht spannen und die Kanüle im Winkel von 90° zur Haut **einstechen** (➤ Abb. 4.3e). Dabei rasch durch die Haut stechen und langsam beim Durchtritt durch die Subkutis und die Muskulatur. Bei normalgewichtigen Patienten beträgt die Eindringtiefe in die Glutealmuskulatur bis zu 4 cm (➤ Abb. 4.3f).
- Zur Lagekontrolle muss eine **Aspiration** erfolgen (➤ Abb. 4.3 g). Es darf kein Blut in der Kanüle bzw. Spritze sichtbar sein.
- Erst danach das Medikament **langsam injizieren.**
- Nach der Injektion die **Kanüle** langsam **herausziehen** (➤ Abb. 4.3h) und die Injektionsstelle mit einem **sterilen Tupfer** abdecken und leicht **komprimieren** (➤ Abb. 4.3i). Nicht massieren und keine kreisenden Bewegungen ausführen.
- Die **Kanüle** ohne Recapping im Abwurfbehälter **entsorgen** (➤ Abb. 4.3j).
- Ein **Pflaster** auf die Punktionsstelle kleben.
- Die Injektion **dokumentieren.**

Bildstrecke intramuskuläre Injektion

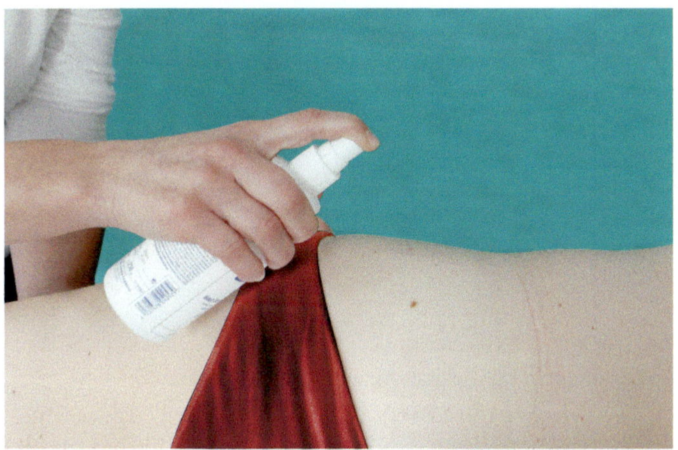

Abb. 4.3a Das Punktionsareal desinfizieren.

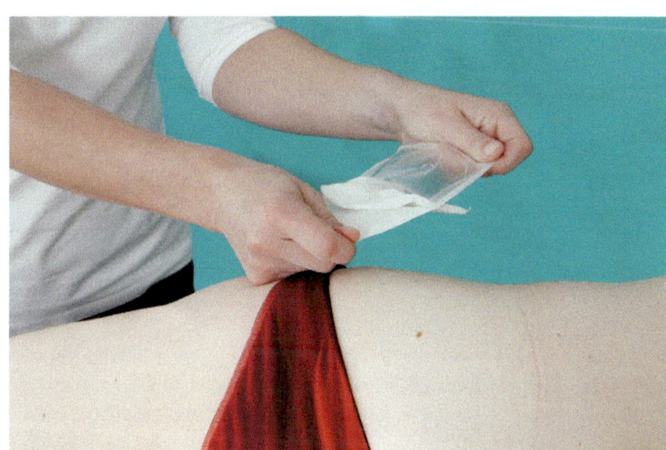

Abb. 4.3b Die sterile Kompresse an der vorgesehenen Lasche öffnen.

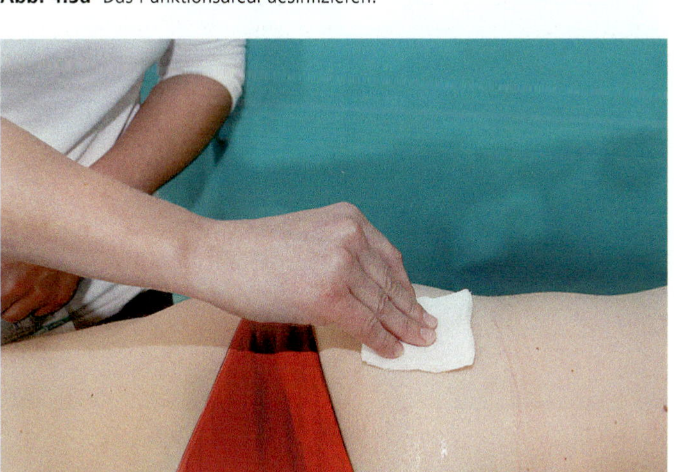

Abb. 4.3c Den Punktionsort nach Einwirkzeit des Desinfektionsmittels einmal abwischen.

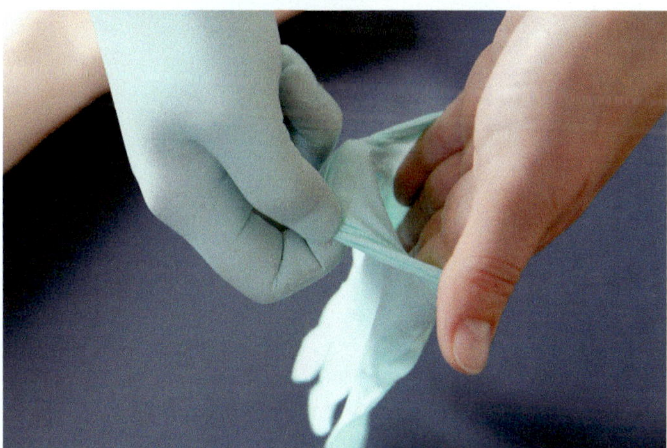

Abb. 4.3d Die Handschuhe überziehen.

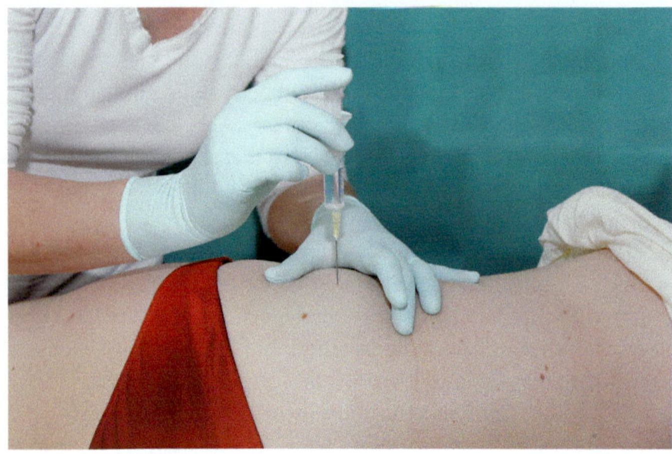

Abb. 4.3e Die Haut leicht spannen und im Winkel von 90° in die Haut einstechen.

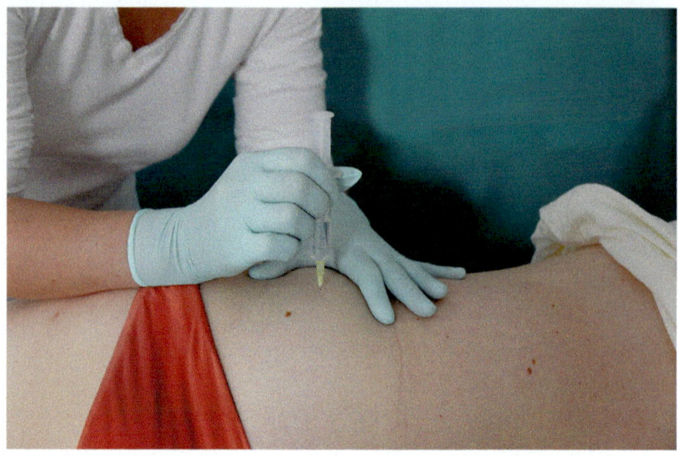

Abb. 4.3f Die Kanüle bis in den Muskel vorschieben.

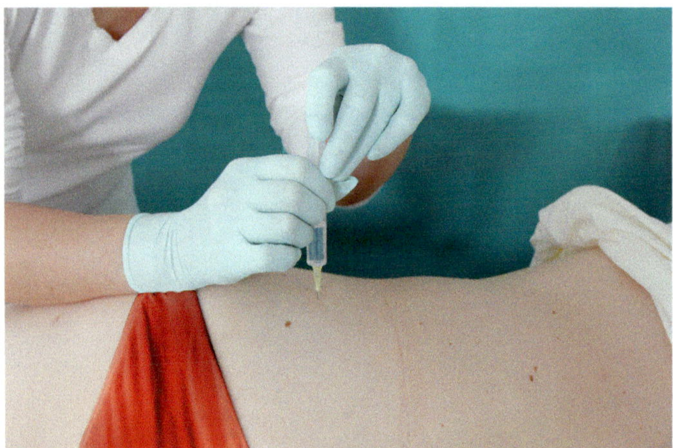

Abb. 4.3g Die korrekte Kanülenlage durch Aspiration kontrollieren. Dabei die Position der Kanüle nicht ändern. Dann das Medikament applizieren.

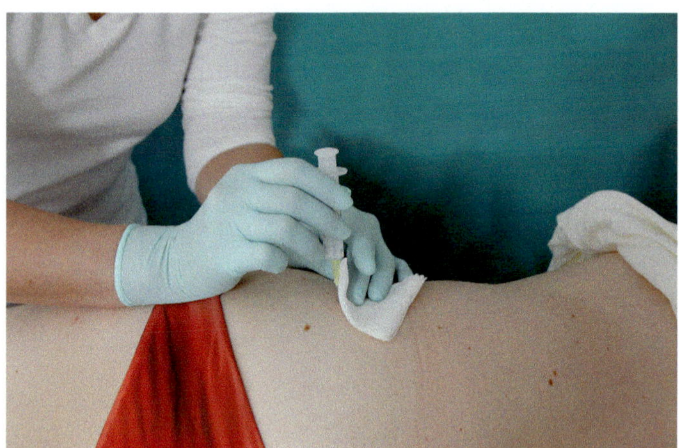

Abb. 4.3h Die Kanüle langsam herausziehen.

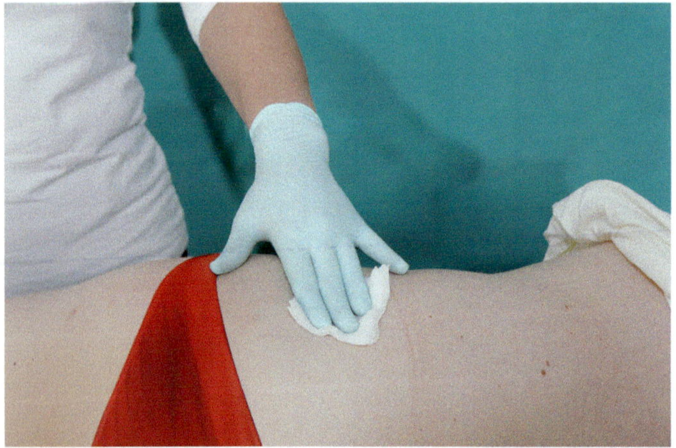

Abb. 4.3i Die Punktionsstelle mit einem sterilen Tupfer leicht komprimieren.

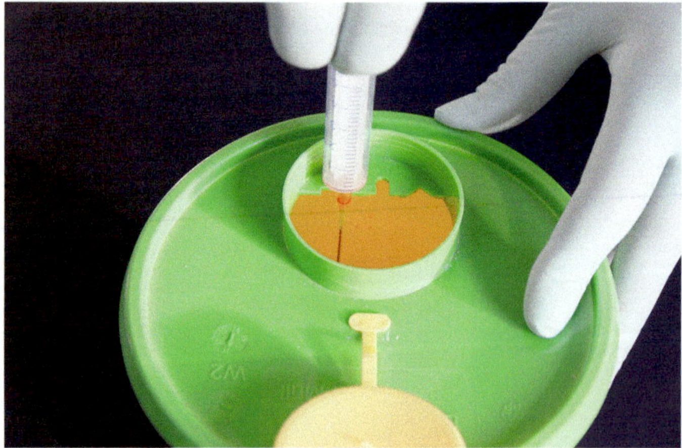

Abb. 4.3j Die Injektionskanüle im Sharps Container entsorgen.

Tipps und Tricks

- Bei adipösen Patienten eine längere Kanüle (70 mm) wählen, um bis zum Muskel zu gelangen. Sollte auch diese Kanüle zu kurz sein, entweder einen anderen Ort für die Applikation oder eine andere Applikationsart wählen.
- Bei Injektionen in den M. deltoideus nur kleine Mengen (1–2 ml) applizieren. Das Muskelvolumen ist relativ klein, sodass größere Injektionsmengen nicht resorbiert werden oder Nekrosen zur Folge haben können.
- Bei Injektionen in den Glutealmuskel nicht mehr als max. 5 ml applizieren. Die Glutealmuskulatur ist zwar voluminöser als der M. deltoideus, Mengen über 5 ml überschreiten aber auch die Resorptionskapazität dieses Muskels. Nekrosen, Granulome und Abszesse können in der Folge auftreten.
- Ölige Lösungen nicht intramuskulär applizieren. Sie sind schwer resorbierbar und fördern die Nekrosebildung.

4.5 Komplikationen und Maßnahmen

Die intramuskuläre Injektion ist eine Injektionsart, die mit unterschiedlichsten Komplikationen einhergehen kann (➤ Tab. 4.1). Die so häufig und gerne verwendete Methode, Medikamente i. m. zu applizieren, muss sehr kritisch hinterfragt werden, wenn auch die Möglichkeit der z. B. peroralen Gabe besteht. Wählen Sie immer die Medikamenten-Applikationsart, die mit dem geringsten Risiko für den Patienten einhergeht.

Das **Nicolau-Syndrom** ist eine seltene Nebenwirkung nach i. m.-Injektion in den Glutealmuskel. Sie geht mit großen Nekrosen am Injektionsort einher. Die Ursache ist meist eine Embolie im arteriellen Gefäßbereich. Nach der Injektion treten heftige, stechende Schmerzen auf. Es zeichnet sich ein livides, netzartiges Erythem auf der Haut ab, das sich innerhalb von Tagen bis Wochen zu einer aseptischen Nekrose ausdehnt. Die Heilung bedarf mehrerer Monate.

Tab. 4.1 Komplikationen bei i. m.-Injektionen und Maßnahmen.

Komplikation	Maßnahmen
Schmerzen beim Einstechen u. a. durch • Desinfektionsmittelreste • Falschen Einstichwinkel • Langsames Einstechen	• Desinfektionsmittel muss abgetrocknet sein, Haut sollte nicht glänzen • Einstichwinkel beachten • Zügig in die Haut einstechen
Punktion eines Nervs (Schmerzen und Parästhesien im Innervationsgebiet)	• Präventiv: Punktionsort exakt aufsuchen • Injektion stoppen • Notruf absetzen • Großlumigen periphervenösen Zugang legen
Punktion von Gefäßen (sichtbar durch Blutaspiration)	• Präventiv immer aspirieren • Injektion stoppen • Spritze und Kanüle verwerfen • Injektion an anderer Stelle durchführen
Periostale Reizung	• Kanüle ca. 1 cm zurückziehen • Erneut aspirieren • Injektion setzen
Abbrechen der Kanüle	• Sehr seltene Komplikation • Sichtbare Kanüle sofort entfernen • Bei nicht sichtbarer Kanüle: Patienten ruhig liegen lassen, Feld markieren, Notruf absetzen und Vorstellung beim Arzt
Allergische bzw. anaphylaktische Reaktion	• Injektion stoppen • Notruf absetzen • Großlumigen periphervenösen Zugang legen • Nacl 0,9 % 1.000 ml oder Ringer-Lösung und 1 Ampulle Tavegil i. v. applizieren • Falls vorhanden Sauerstoff verabreichen
Infektion im Punktionsgebiet (Spritzenabszess)	• Lokal kühlen • Zum Arzt verweisen

Notizen

KAPITEL

5 Subkutane Injektion

HINWEIS PRÜFUNG

Die s. c.-Injektion wird im mündlich-praktischen Teil der Heilpraktikerüberprüfung häufig abgefragt und muss dann am Phantomarm demonstriert werden.

5.1 Anwendungsbereiche und Applikationsorte

Die Subkutis enthält fast den gesamten Fettanteil der Haut mit Blutgefäßen und kleinsten Nerven. Bei der subkutanen Injektion wird das Medikament in das **Unterhautfettgewebe** injiziert. Mit dieser Art der Applikation wird ein verzögerter Wirkungseintritt erreicht. Geeignet für diese Injektionsart sind am besten wässrige und isotone Lösungen. Ölige Lösungen werden nie s.c. verabreicht, weil schmerzhafte Nekrosen entstehen können.

Anwendungsbereiche

- Naturheilkundliche Medikamente
- Insulin
- Heparin

Applikationsorte

➢ Abb. 5.1

- Bauchhaut: Unterhalb vom Bauchnabel zwischen den Spinae iliacae anteriores superiores. In diesem Bereich wird das Medikament am schnellsten resorbiert. 2 cm um den Nabel herum sollten frei von Einstichen bleiben, weil die Haut dort stärker kontaminiert ist.
- Außen- und Vorderseite der Oberschenkel: Eine Hand breit über dem Knie sollte von Einstichen frei bleiben.
- Außenseite der Oberarme
- Bezirke ober- und unterhalb der Skapula
- Rotationsschema bei häufigen Injektionen beachten (➢ Abb. 5.2)

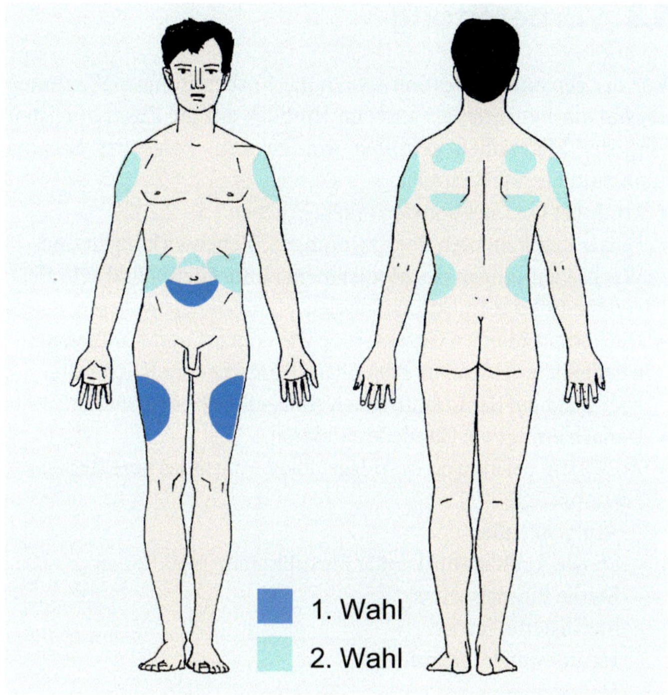

Abb. 5.1 Orte für subkutane Injektionen.

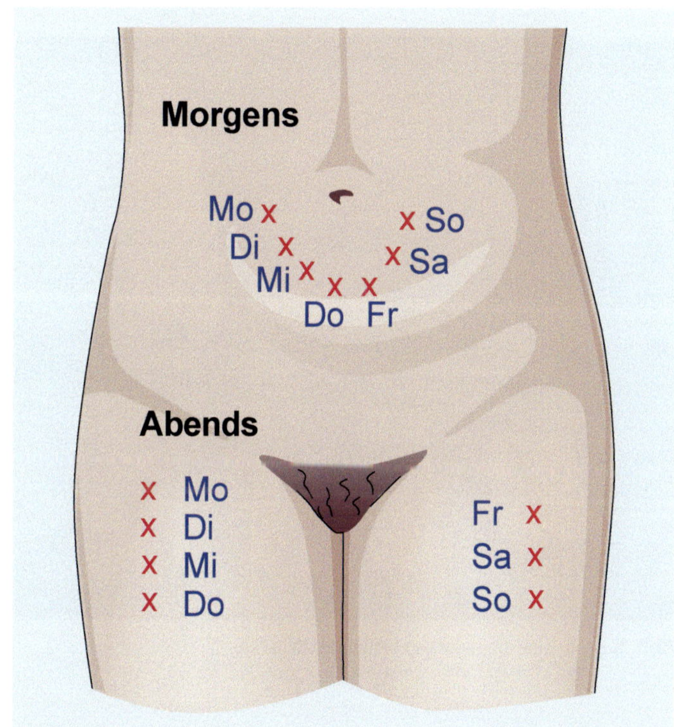

Abb. 5.2 Rotationsschma bei häufigen subkutanen Injektionen.

5.2 Kontraindikationen

Vor der geplanten subkutanen Injektion den betroffenen Hautbereich genau inspizieren. Folgende Kriterien bzw. Erkrankungen stellen eine Kontraindikation für die s. c.-Injektion dar:

- Durchblutungsstörungen
- Schockgeschehen
- Entzündliche und sonstige Hautveränderungen, inkl. Narbenbildung, Tätowierung und Schwellung
- Paretische Körperteile
- Bekannte allergische Reaktionen gegen das zu applizierende Medikament
- Keine Zulassung des Medikaments für s. c.-Injektionen
- Fehlendes Einverständnis des Patienten

5.3 Vorbereitung

Vor der geplanten Injektion sollten die Vorbereitungsmaßnahmen sowohl am Patienten als auch im Hinblick auf die Zusammenstellung der Materialien getroffen worden sein. Folgendes Schema kann zum Einsatz kommen:

- Zunächst die Injektionsanamnese erheben (➤ 2.1.4).
- Ferner den Patienten über Wirkungen, Nebenwirkungen und Wechselwirkungen des Medikaments informieren und sein Einverständnis zur Injektion einholen.
- Die kontaminierten Gegenstände wie Abwurf und Kanülenabwurfbehälter (Medibox oder Sharp Container) in Reichweite, aber nicht auf der desinfizierten Ablagefläche bereitstellen.
- Danach erfolgt die Händedesinfektion.
- Auf einem desinfizierten Ablagetablett Folgendes bereitlegen (➤ Abb. 5.3):
  - Aufziehkanüle
  - Sterile Applikationskanüle für subkutane Injektionen
  - Sterile Einmalspritze
  - Sterilisierte Tupfer
  - Hautdesinfektionsmittel
  - Handschuhe
  - Medikament zur Applikation
  - Pflaster

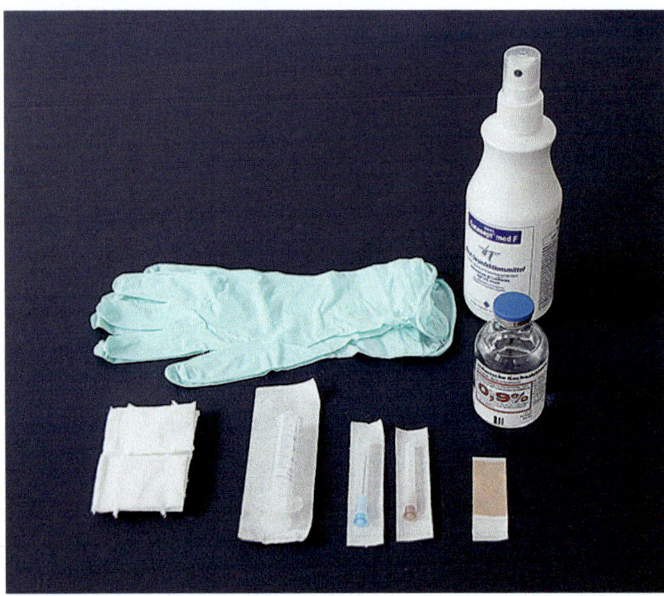

Abb. 5.3 Für eine s. c.-Injektion benötigte Utensilien.

5.4 Durchführung

Nachfolgend werden die Technik und der Ablauf der s. c.-Injektion beschrieben. Die Injektion wird sowohl am Oberschenkel als auch an der Bauchhaut beschrieben. Es empfiehlt, sich den gesamten Ablauf konzentriert und ohne Ablenkung durchzuführen.

- Vorbereitetes Material am Arbeitsplatz abstellen.
- **Medikament** mit Aufziehkanüle **aufziehen,** Spritze entlüften, Aufziehkanüle abziehen und verwerfen, danach die Injektionskanüle aufsetzen (➤ 2.2.2). Hier empfiehlt es sich, die Kappe der Aufziehkanüle nicht zu verwerfen, weil sie zur Markierung des Injektionspunktes verwendet werden kann.
- Die Punktionsstelle **desinfizieren,** die Einwirkzeit von mindestens 30 Sekunden abwarten und nicht mehr nachtasten (➤ Abb. 5.4a).
- Während der Einwirkzeit die **Handschuhe** überziehen (➤ Abb. 5.4b).
- Mit Daumen und Zeigefinger die Haut in einer 2–3 cm starken Falte abheben und eine **Hautfalte bilden.** Somit wird gewährleistet, dass die Injektion subkutan und nicht in den Muskel erfolgt (➤ Abb. 5.4c, ➤ Abb. 5.5a).
- Im Winkel von 45–90° in Abhängigkeit von der Dicke der Subkutis die Kanüle knapp 1 cm durch die Haut **einstechen** (➤ Abb. 5.4d, ➤ Abb. 5.5b) und langsam das **Medikament applizieren** (➤ Abb. 5.4e, ➤ Abb. 5.5c).
- Nach erfolgter Injektion die **Hautfalte loslassen** (➤ Abb. 5.4f, ➤ Abb. 5.5d) und die **Kanüle entfernen** (➤ Abb. 5.4 g, ➤ Abb. 5.5e). **Beim Loslassen der Hautfalte genau darauf achten, dass die Kanüle nicht die Position verändert und in tiefere Schichten eindringt. Bei sehr schlanken Patienten mit wenig Fettgewebe empfiehlt es sich, erst dann die Falte loszulassen, nachdem die Kanüle entfernt wurde.**
- Mit einem sterilisierten Tupfer die Einstichstelle kurz komprimieren (➤ Abb. 5.4h, ➤ Abb. 5.5f). Keine kreisenden Bewegungen ausführen, weil dies die Hämatombildung fördert.
- Die **Kanüle** ohne Recapping im Abwurfbehälter **entsorgen** (➤ Abb. 5.4i).
- Ein **Pflaster** auf die Punktionsstelle kleben.
- Die Injektion **dokumentieren.**

Bildstrecke subkutane Injektion am Oberschenkel

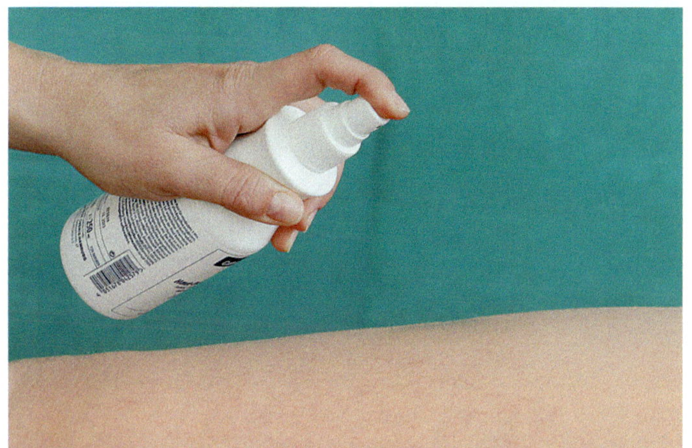

Abb. 5.4a Das Punktionsareal desinfizieren.

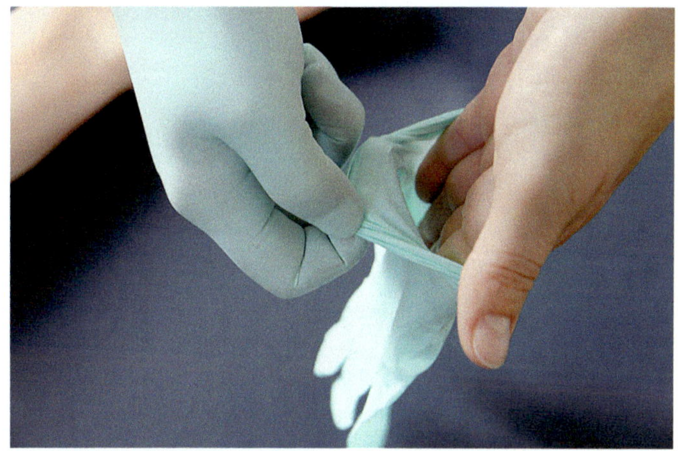

Abb. 5.4b Die Handschuhe anziehen.

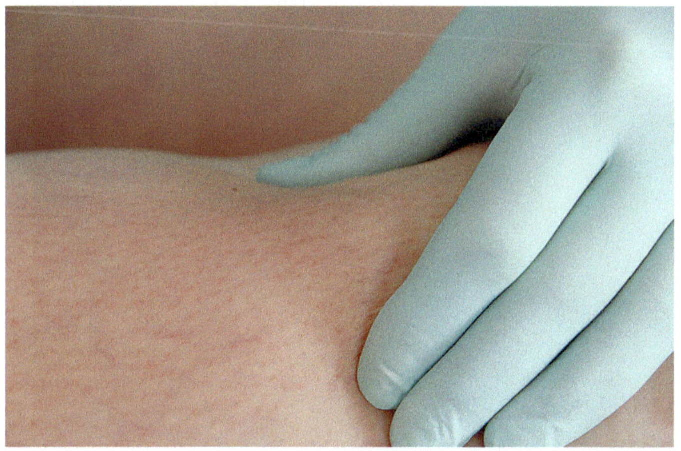

Abb. 5.4c Mit Daumen und Zeigefinger eine Hautfalte am Oberschenkel fassen.

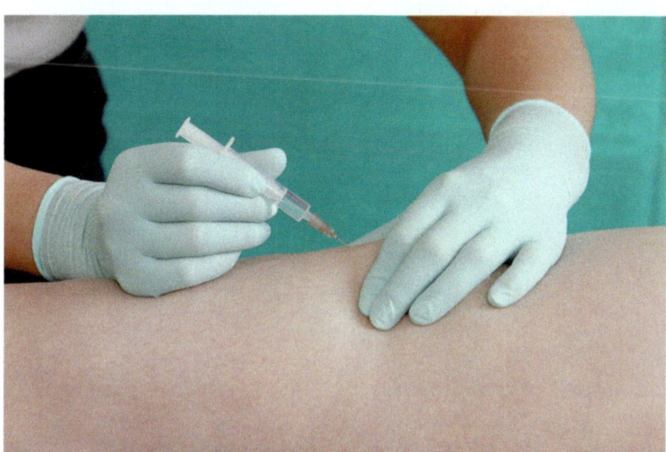

Abb. 5.4d Mit einem Einstichwinkel von 45–90° die Kanüle in die Haut einstechen.

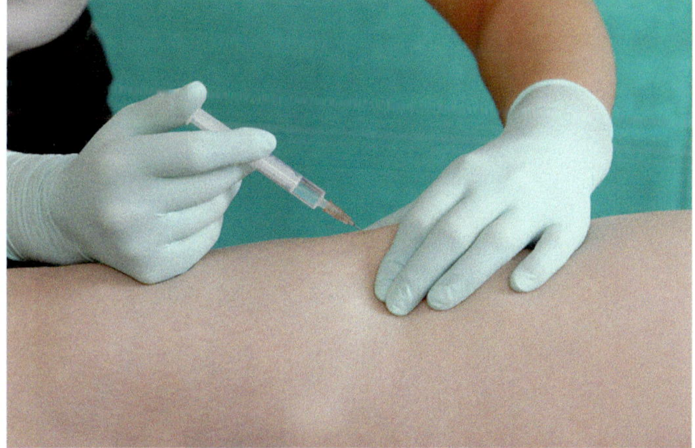

Abb. 5.4e Langsam das Medikament injizieren.

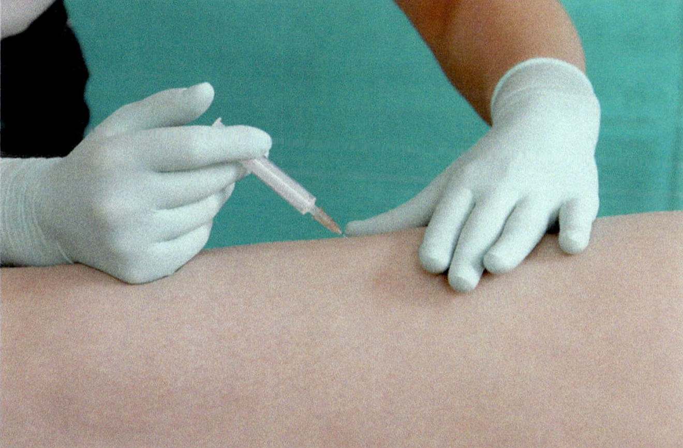

Abb. 5.4f Die Oberschenkelhautfalte loslassen und dabei die Position der Kanüle nicht verändern.

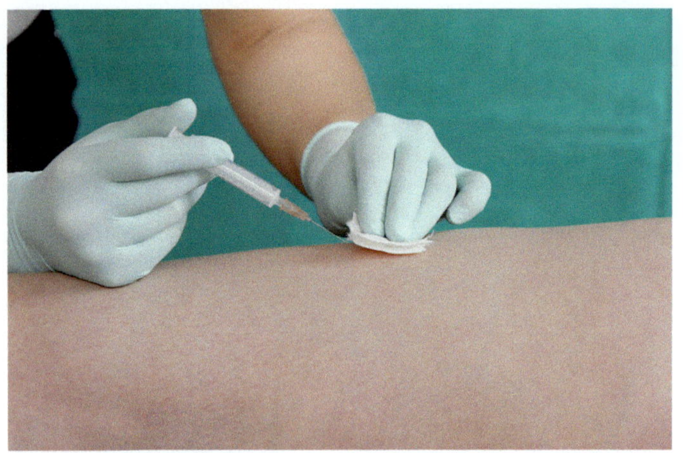

Abb. 5.4g Die Kanüle entfernen und einen Tupfer auf die Punktionsstelle legen.

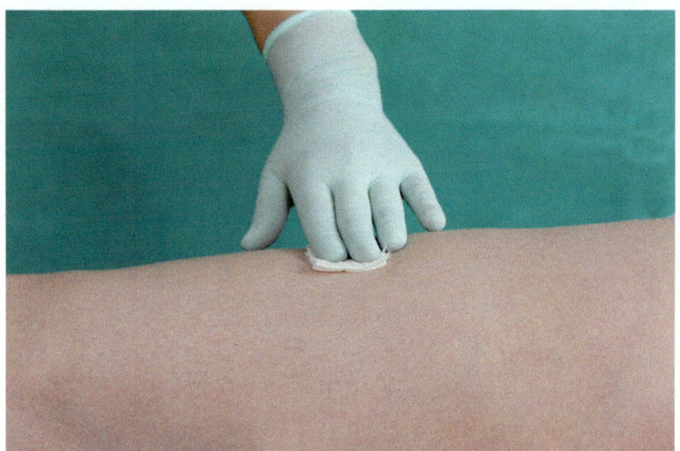

Abb. 5.4h Die Punktionsstelle leicht komprimieren.

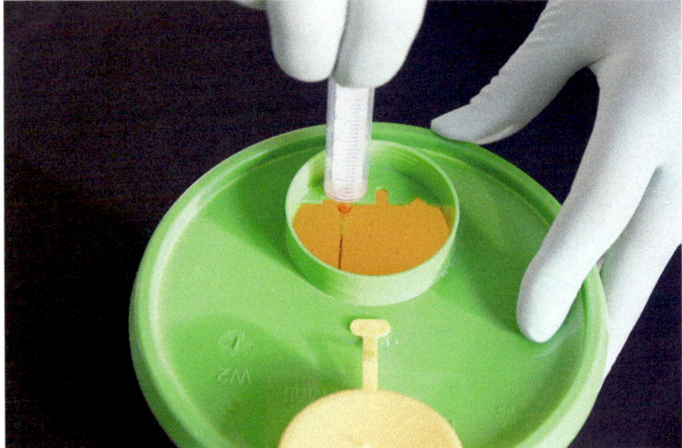

Abb. 5.4i Die Injektionskanüle im Sharps Container entsorgen.

Bildstrecke subkutane Injektion an der Bauchhaut

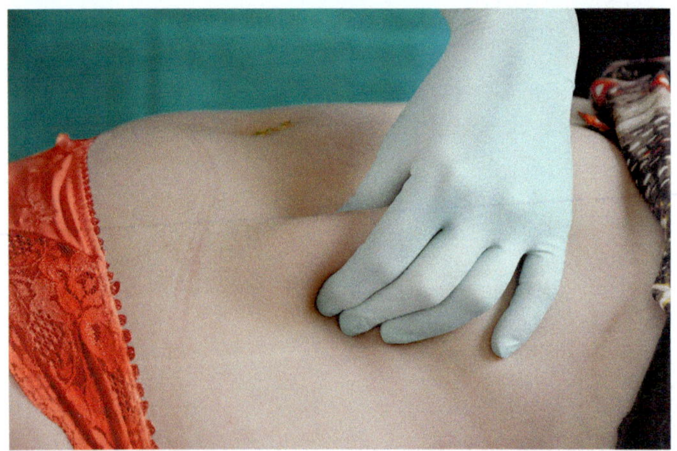

Abb. 5.5a Mit Daumen und Zeigefinger eine Hautfalte am Bauch fassen.

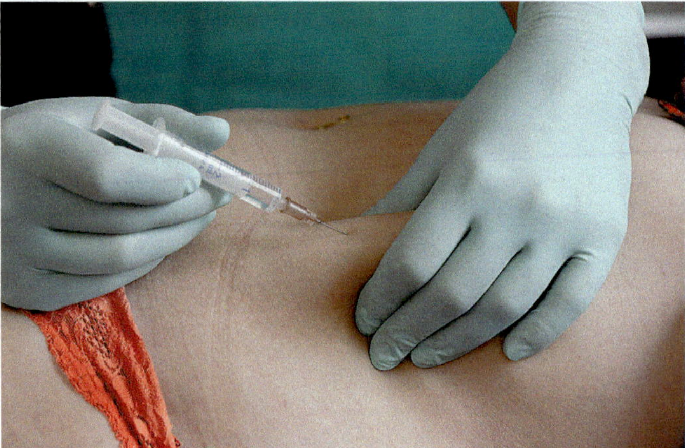

Abb. 5.5b Mit einem Einstichwinkel von 45–90° die Kanüle in die Haut einstechen.

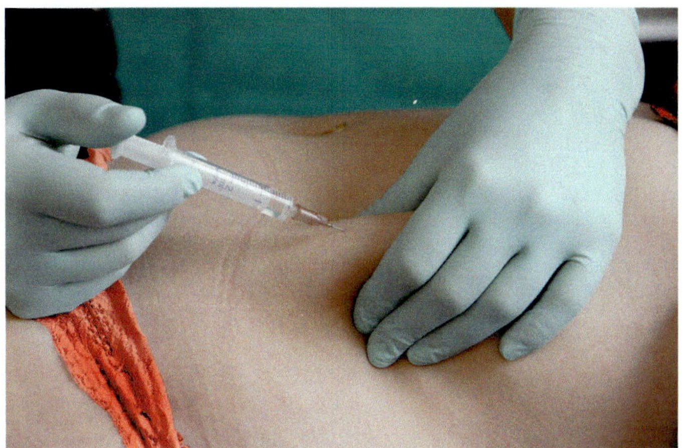

Abb. 5.5c Langsam das Medikament injizieren.

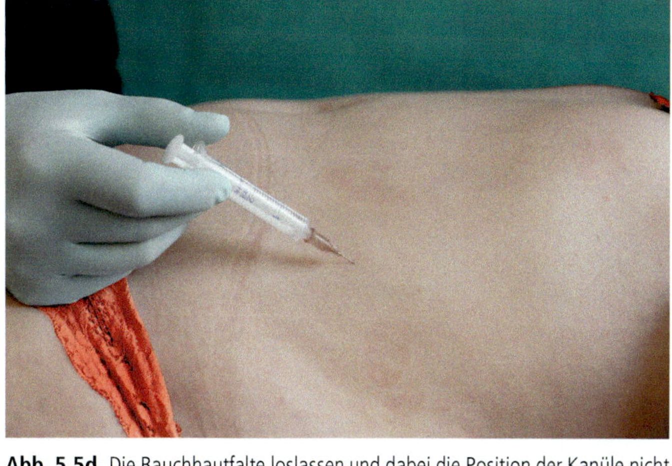

Abb. 5.5d Die Bauchhautfalte loslassen und dabei die Position der Kanüle nicht verändern.

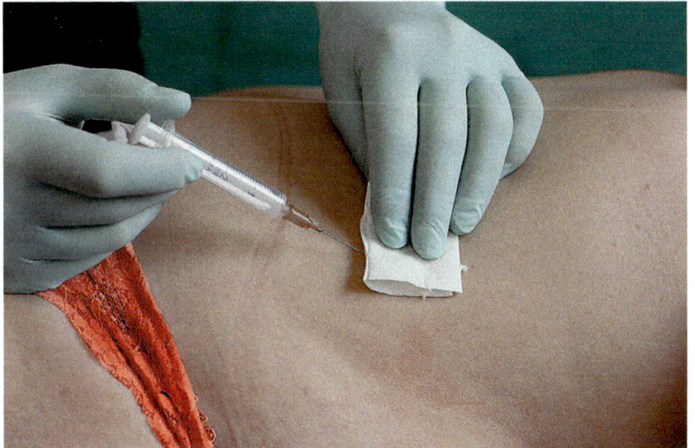

Abb. 5.5e Die Kanüle entfernen und einen Tupfer auf die Punktionsstelle legen.

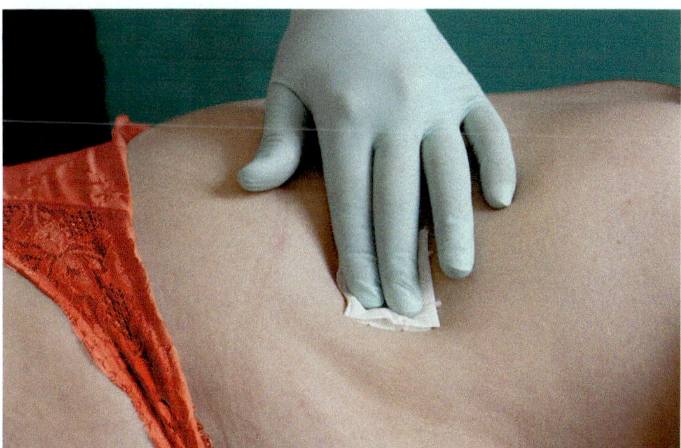

Abb. 5.5f Die Punktionsstelle leicht komprimieren.

Tipps und Tricks

- Eine Aspiration bei der subkutanen Injektion wird nicht empfohlen. Sie begünstigt Gewebeschäden und fördert die Hämatombildung durch Zerstörung bzw. Läsion der Kapillaren.
- Bei hageren Patienten mit wenig Subkutis kann meist ein Einstichwinkel von 45–90° nicht beibehalten werden, weil sonst die Injektion in den Muskel gesetzt wird. Hier empfiehlt es sich ein Einstichwinkel von 20–30°. Falls makroskopisch nicht genügend subkutanes Fettgewebe vorhanden ist, muss eine andere Applikationsart gewählt werden.

5.5 Komplikationen und Maßnahmen

➤ Tab. 5.1

Tab. 5.1 Komplikationen bei s. c.-Injektionen und Maßnahmen.

Komplikation	Maßnahmen
Schmerzen während der Injektion	• Bei Verletzung des Hautnervs Injektion abbrechen • Ansonsten Kanüle zügig einstechen und das Medikament langsam applizieren
Brennen am Injektionsort	Desinfektionsmittel vollständig trocknen lassen
Nachblutung	• Punktionsstelle komprimieren • Steriles Pflaster aufkleben • Injektionsareal kontrollieren
Hämatombildung	• Injektionsort wechseln • Gegebenenfalls mit Umschlägen kühlen
Allergische Reaktion (selten)	• Injektion stoppen • Notruf absetzen • Großlumigen periphervenösen Zugang legen • Nacl 0,9 % 1.000 ml oder Ringer-Lösung und 1 Ampulle Tavegil i. v. applizieren • Falls vorhanden Sauerstoff verabreichen
Verhärtung an der Punktionsstelle	Injektionsort wechseln
Lokale Infektion	• Injektionsort wechseln • Gegebenenfalls beim Arzt vorstellen

Notizen

KAPITEL

6 Intrakutane Injektion

HINWEIS PRÜFUNG
Die i. c.-Injektion zählt zu den gängigen Injektionsarten und sollte sicher beherrscht werden.

6.1 Anwendungsbereiche und Applikationsorte

Die i. c.-Injektion, auch intradermale Injektion genannt, ist eine Injektionstechnik, die es ermöglicht, kleine Medikamentenmengen direkt **unter die Haut** zu applizieren.

Anwendungsbereiche

- „Quaddeln" in der Neuraltherapie
- Durchführung von Sensibilisierungstests, z. B. bei Allergien
- Verabreichung von Impfstoffen

Applikationsorte

- Außenseite des Oberschenkels im proximalen Abschnitt
- Streckseite des Oberarms
- Oberer Abschnitt der Beugeseite des Unterarms

6.2 Kontraindikationen

Vor der geplanten intrakutanen Injektion empfiehlt es sich, den betroffenen Hautbereich genau zu inspizieren. Folgende Kriterien bzw. Erkrankungen stellen eine Kontraindikation für die intrakutane Injektion dar:

- Entzündliche und sonstige Hautveränderungen, inkl. Narbenbildung, Tätowierung und Schwellung
- Paretische Gleidmaße
- Bekannte allergische Reaktion gegen das zu applizierende Medikament
- Keine Zulassung des Medikaments für i. c.-Injektionen
- Fehlendes Einverständnis des Patienten

6.3 Vorbereitung

Vor der geplanten Injektion sollten die Vorbereitungsmaßnahmen sowohl am Patienten als auch im Hinblick auf die Zusammenstellung der Materialien getroffen worden sein. Folgendes Schema kann zum Einsatz kommen:

- Zunächst die Injektionsanamnese erheben (➤ 2.1.4).
- Ferner den Patienten über Wirkungen, Nebenwirkungen und Wechselwirkungen des Medikaments informieren und sein Einverständnis zur Injektion einholen.

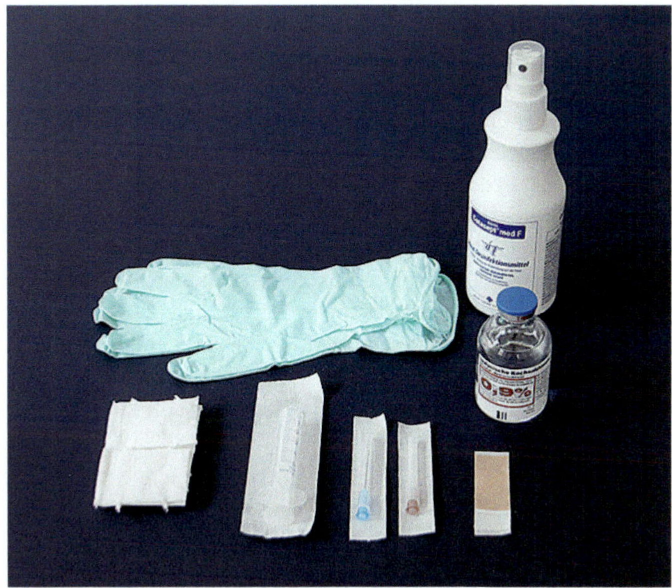

Abb. 6.1 Für eine i. c.-Injektion benötigte Utensilien.

- Die kontaminierten Gegenstände wie Abwurf und Kanülenabwurfbehälter (Medibox oder Sharp Container) in Reichweite, aber nicht auf der desinfizierten Ablagefläche bereitstellen.
- Danach erfolgt die Händedesinfektion.
- Auf einem desinfizierten Ablagetablett Folgendes bereitlegen (➤ Abb. 6.1):
  - Aufziehkanüle
  - Sterile Applikationskanülen
  - Sterile Einmalspritze
  - Sterilisierte Tupfer
  - Hautdesinfektionsmittel
  - Handschuhe
  - Medikament zur Applikation
  - Pflaster

6.4 Durchführung

Nachfolgend werden die Technik und der Ablauf der i. c.-Injektion beschrieben. Die Injektion wird am Unterarm dargestellt. Es empfiehlt sich, den gesamten Ablauf konzentriert und ohne Ablenkung durchzuführen.

- Vorbereitetes Material am Arbeitsplatz abstellen.
- **Medikament** mit Aufziehkanüle **aufziehen,** Spritze entlüften, Aufziehkanüle abziehen und verwerfen, danach die Injektionskanüle aufsetzen (➤ 2.2.2). Hier empfiehlt es sich, die Kappe der Aufziehkanüle nicht zu verwerfen, weil sie zur Markierung des Injektionspunktes verwendet werden kann.
- Die Punktionsstelle **desinfizieren** und die Einwirkzeit von mindestens 30 Sekunden abwarten (➤ Abb. 6.2a). Die Punktionsstelle dann nicht mehr nachtasten.
- In der Zwischenzeit die **Handschuhe** überziehen (➤ Abb. 6.2b).

- Mit Daumen und Zeigefinger ca. 4 cm der **Haut** fassen und diese **straff** spannen. Im flachen Winkel von **10°** mit nach oben gerichteter Nadelöffnung in die Haut **einstechen** (> Abb. 6.2c).
- Ca. 0,1 ml der Flüssigkeitsmenge injizieren und die **Quaddelbildung** beobachten (> Abb. 6.2d). Fehlt die Quaddelbildung, ist die Kanüle nicht in der Lederhaut, sondern in der Subkutis platziert.
- Nach erfolgter Injektion Tupfer bereitlegen und die **Injektionsnadel herausziehen** (> Abb. 6.2e). Erst dann mit dem Tupfer die Punktionsstelle **leicht komprimieren,** aber nicht drücken und keine kreisenden Bewegungen durchführen (> Abb. 6.2f).
- Die **Kanüle** ohne Recapping im Abwurfbehälter **entsorgen** (> Abb. 6.2 g).
- Gegebenenfalls ein **Pflaster** auf die Punktionsstelle kleben.
- Die Injektion **dokumentieren.**

Tipps und Tricks

- Es darf nur eine Quaddel pro sterile Nadel gesetzt werden.
- Bei fehlender Quaddelbildung ist das Medikament subkutan gespritzt worden; die Injektion muss wiederholt werden.

Bildstrecke intrakutane Injektion

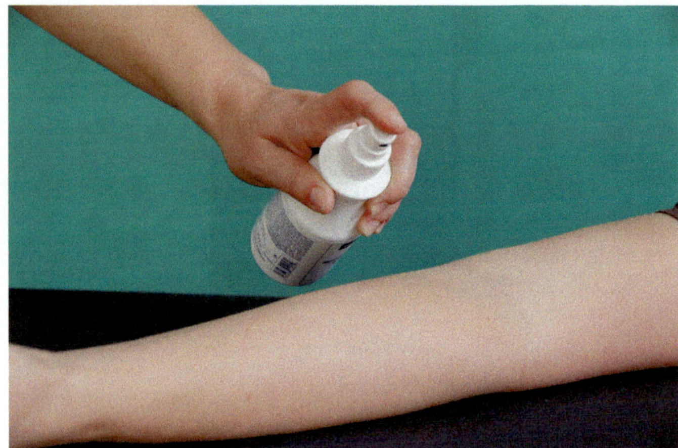

Abb. 6.2a Das Punktionsareal desinfizieren.

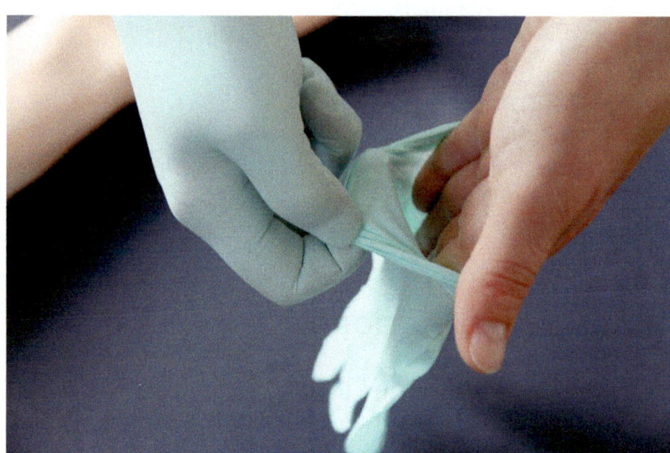

Abb. 6.2b Die Handschuhe anziehen.

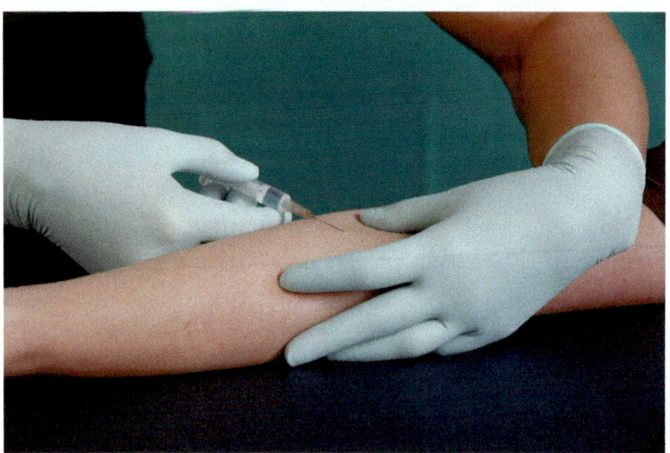

Abb. 6.2c Die Haut spannen und im flachen Winkel von 10° mit dem Anschliff nach oben in die Haut einstechen.

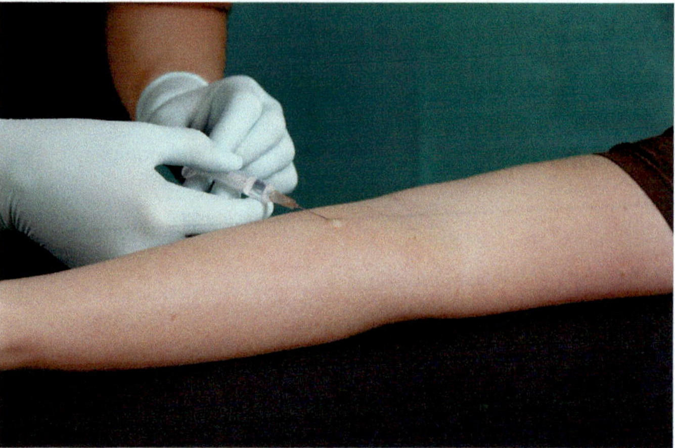

Abb. 6.2d Das Medikament injizieren und die Quaddelbildung beobachten.

6

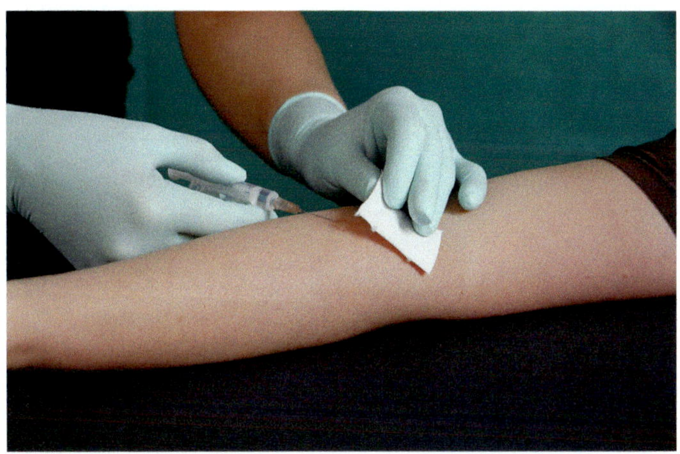

Abb. 6.2e Nach erfolgter Injektion Tupfer bereitlegen und die Kanüle entfernen.

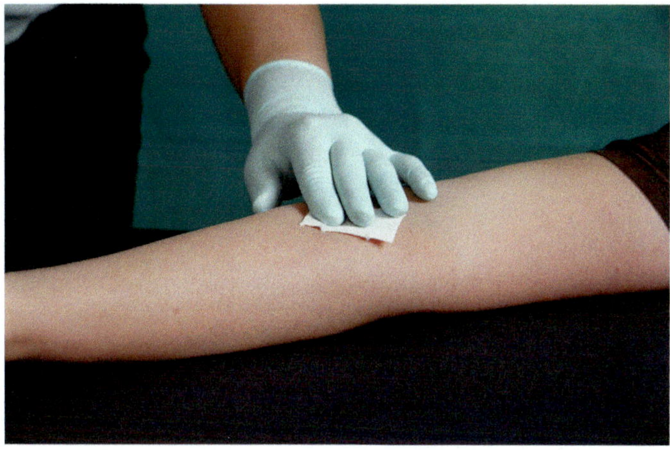

Abb. 6.2f Die Punktionsstelle leicht komprimieren.

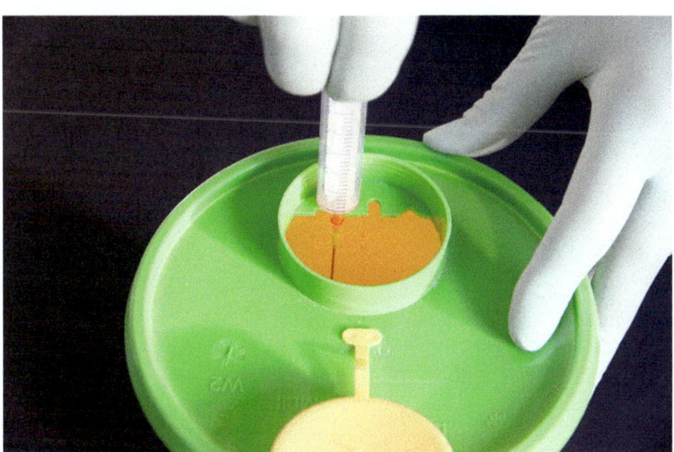

Abb. 6.2g Die Injektionskanüle im Sharps Container entsorgen.

6.5 Komplikationen und Maßnahmen

➤ Tab. 6.1

Tab. 6.1

Komplikation	Maßnahmen
Schmerzen während der Injektion	• Bei Verletzung des Hautnervs Injektion abbrechen • Ansonsten Kanüle zügig in die Haut einstechen und das Medikament langsam applizieren
Brennen am Injektionsort	Desinfektionsmittel vollständig trocknen lassen
Nachblutung	• Punktionsstelle komprimieren • Steriles Pflaster aufkleben • Injektionsareal kontrollieren
Hämatombildung	• Injektionsort wechseln • Gegebenenfalls mit Umschlägen kühlen
Allergische Reaktion (selten)	• Injektion stoppen • Notruf absetzen • Großlumigen periphervenösen Zugang legen • Nacl 0,9 % 1.000 ml oder Ringer-Lösung und 1 Ampulle Tavegil i. v. applizieren • Falls vorhanden Sauerstoff verabreichen
Verhärtung an der Punktionsstelle	Injektionsort wechseln
Lokale Infektion	• Injektionsort wechseln • Gegebenenfalls beim Arzt vorstellen

6

Notizen

KAPITEL

7 Blutentnahme

HINWEIS PRÜFUNG
Die Blutentnahme wird im mündlich-praktischen Teil der Heilpraktikerüberprüfung häufig mit einer einfachen Spritze abgefragt, die dann am Phantomarm demonstriert werden muss. Die nachfolgenden Darstellungen beziehen sich zum einen auf die Blutentnahme mit einer einfachen Spritze und für den Praxisalltag mit gängigen Laborröhrchen.

7.1 Allgemeine Hinweise und Punktionsstellen

Diese Methode dient der Entnahme von Blut zu diagnostischen Zwecken. Die Punktion erfolgt beim liegenden Patienten.

Allgemeine Hinweise zur Blutentnahme

- Die Blutentnahmen sollten morgens zwischen 7 und 9 Uhr erfolgen.
- Der Patient sollte nüchtern sein und in den letzten 3 Tagen keine übermäßige körperliche Aktivität betrieben haben.
- Der Patient sollte in den letzten Tagen keine Alkoholexzesse gehabt haben.
- Unmittelbar vor der Blutentnahme sollte der Patient mindestens 5 Minuten ruhen.
- Die unveränderlichen Variablen wie Geschlecht, Alter, Erbfaktoren oder Rasse beachten.
- Die veränderlichen Größen wie Ernährungsgewohnheiten, Alkoholkonsum, zirkadiane Rhythmen, Medikamente, körperliche Aktivität oder seelischen Stress beachten.
- Eine Blutentnahme sollte immer im Liegen erfolgen.

Punktionsstellen

➤ Abb. 3.1
- Ellenbeuge: V. mediana cubiti, V. mediana cephalica, V. mediana basilica
- Unterarm: V. cephalica, V. mediana
- Handrücken: das Venennetz wird allerdings als sehr schmerzhaft empfunden
- Säuglinge: Venen an Stirn- und Scheitelbein → diese Maßnahme ist Ärzten vorbehalten

7.2 Kontraindikationen

Folgende Kriterien bzw. Erkrankungen stellen eine Kontraindikation für die Blutentnahme dar:
- Entzündliche und sonstige Hautveränderungen, inkl. Narbenbildung, Tätowierung und Schwellung
- Lymphödem, Z. n. Axillaresektion im Rahmen der Ablatio mammae
- Dialyse-Shunt am Arm
- Paretischer Arm
- Keine Blutentnahme oberhalb eines liegenden Katheters
- Fehlendes Einverständnis des Patienten

7.3 Vorbereitung

Vor der geplanten Blutentnahme sollten die Vorbereitungsmaßnahmen sowohl am Patienten als auch im Hinblick auf die Zusammenstellung der Materialien getroffen worden sein. Folgendes Schema kann zum Einsatz kommen:
- Zunächst die Injektionsanamnese erheben (➤ 2.1.4).
- Ferner den Patienten über Zweck der Blutentnahme, die zu untersuchenden Parameter und die Kosten informieren und sein Einverständnis einholen.

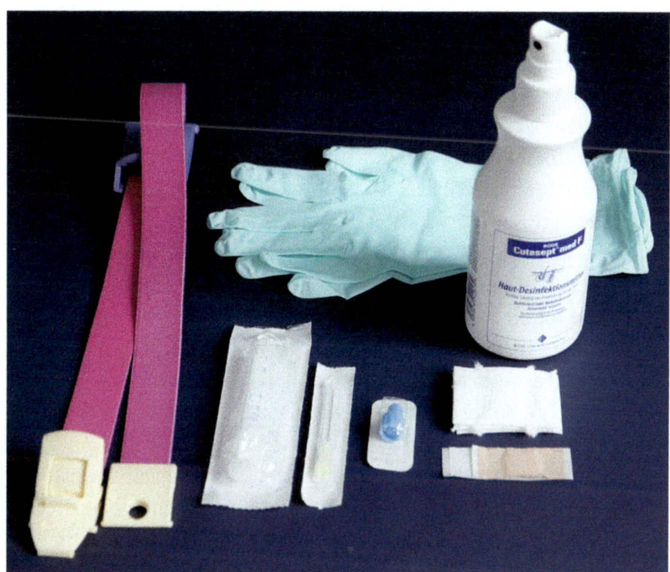

Abb. 7.1 Für eine Blutentnahme benötigte Utensilien.

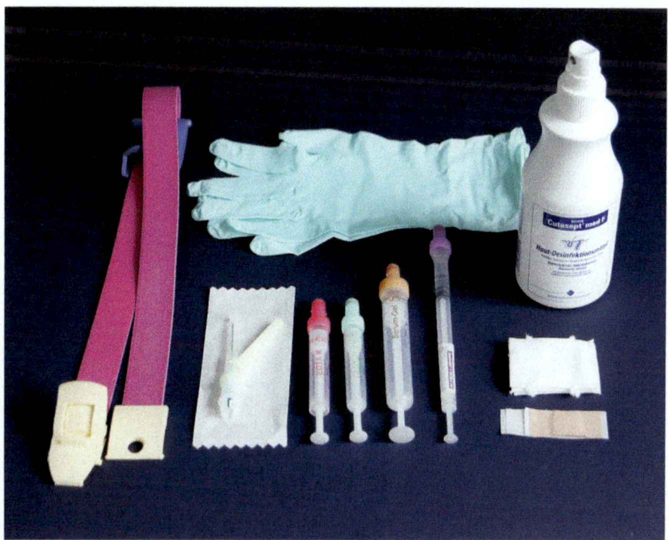

Abb. 7.2 Für eine Blutentnahme mit Blutröhrchen benötigte Utensilien.

- Die kontaminierten Gegenstände wie Abwurf und Kanülenabwurfbehälter (Medibox oder Sharp Container) in Reichweite, aber nicht auf der desinfizierten Ablagefläche bereitstellen.
- Danach erfolgt die Händedesinfektion.
- Auf einem desinfizierten Ablagetablett Folgendes bereitlegen (➤ Abb. 7.1, ➤ Abb. 7.2):
  - Stauschlauch
  - Hautdesinfektionsmittel
  - Pflaster
  - Handschuhe
  - Sterilisierte Tupfer
  - Saugfähige Unterlage
  - Verschlusskonus
  - Sterile Einmalspritze und sterile Kanüle oder Blutentnahmekanüle und Blutröhrchen

7.4 Durchführung mit einfacher Spritze

Nachfolgend werden die Technik und der Ablauf der Blutentnahme mit einer einfachen Spritze beschrieben. Es empfiehlt sich, den gesamten Ablauf konzentriert und ohne Ablenkung durchzuführen.

- Vorbereitetes Material am Arbeitsplatz abstellen.
- Die saugfähige Unterlage unter dem Patientenarm platzieren.
- Die Venen betrachten, deren Verlauf betasten und eine geeignete **Vene lokalisieren** (➤ Abb. 7.3a).
- Falls keine geeignete Vene sichtbar ist, kann eine Stauung angelegt werden, wobei der Puls tastbar sein muss (Druck ca. 50–100 mmHg). Sollte auch diese Maßnahme keinen Erfolg bringen, empfiehlt sich ein feucht-warmer Wickel.
- Das Punktionsareal **desinfizieren** und die Einwirkzeit abwarten (➤ Abb. 7.3b). Bei gröberen Verschmutzungen mit einem sterilisierten Tupfer das Hautareal abwischen und erneut das Hautdesinfektionsmittel aufbringen. Auch beim zweiten Vorgang die Einwirkzeit beachten. Das Punktionsareal nicht mehr nachpalpieren.
- Während der Einwirkzeit die **Handschuhe** überziehen (➤ Abb. 7.3c).
- Im nächsten Schritt die **Spritze** und die (weitlumige) sterile **Kanüle** an der vorgesehenen Lasche öffnen und miteinander **konnektieren.**
- Den **Stauschlauch** proximal der Injektionsstelle **anlegen** (➤ Abb. 7.3d). Beim Schließen des Stauschlauchs mit der linken Hand den Stauschlauch sanft anziehen, der Zeigefinger der rechten Hand fasst dabei unter den Stauschlauch. Damit können Einklemmungen von Hautfalten vermieden werden. Bei neuen Stauschläuchen vor Gebrauch den Verschlussmechanismus prüfen und die Handhabung sicher beherrschen. Das bereits desinfizierte Areal sollte nicht vom Stauschlauch, Blusenärmel usw. berührt werden.
- Die **Kanülenkappe abziehen** (➤ Abb. 7.3e).
- Die **Kanüle** in einem Winkel von **30°** mit dem Anschliff nach oben in die Haut **einstechen** und ca. **1 cm vorschieben** (➤ Abb. 7.3f).
- Befindet sich die Kanüle in der Vene, den **Winkel abflachen** (➤ Abb. 7.3 g).
- Langsam aspirieren und **Blut abnehmen** (➤ Abb. 7.3h). Die Stauung kann gelöst werden, sobald das Blut fließt. Ist der Fluss des Blutes allerdings träge, kann die Stauung beibehalten werden. Die Füllung der Spritze geduldig abwarten.
- Nach erfolgter Blutentnahme zunächst den **Stauschlauch lösen** (➤ Abb. 7.3i), dann **Tupfer** für die nachfolgende Kompression **bereitlegen** (➤ Abb. 7.3j). Anschließend die **Kanüle** vollständig **entfernen** (➤ Abb. 7.3k) und erst danach die Punktionsstelle für 2–3 Minuten bei gestrecktem Arm **komprimieren** (➤ Abb. 7.3 l). Nach einer Blutentnahme in der Ellenbeuge den Ellenbogen gestreckt lassen und nicht abwinkeln, weil dies sonst die Hämatombildung fördert.
- Die **Kanüle** ohne Recapping im Abwurfbehälter **entsorgen** (➤ Abb. 7.3 m).
- Den sterilen **Verschlusskonus** öffnen (➤ Abb. 7.3n) und die Spritze damit abdecken (➤ Abb. 7.3o).
- Ein **Pflaster** auf die Punktionsstelle kleben.
- Das entnommen Material kann weiter verarbeitet werden.
- Die Blutentnahme **dokumentieren.**

Bildstrecke Blutentnahme mit einfacher Spritze

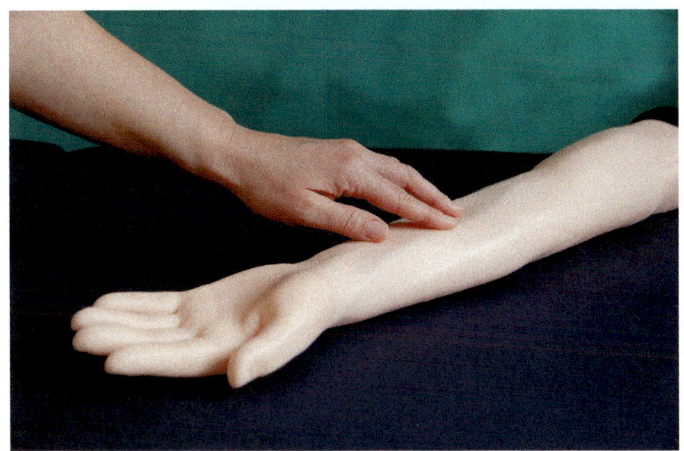

Abb. 7.3a Eine geeignete Vene lokalisieren.

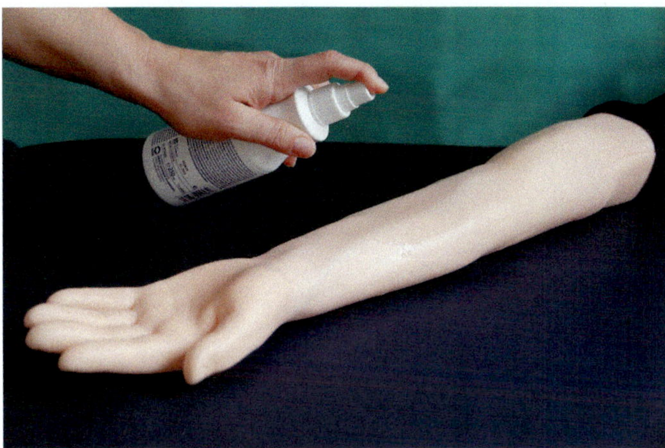

Abb. 7.3b Die Punktionsstelle großzügig desinfizieren.

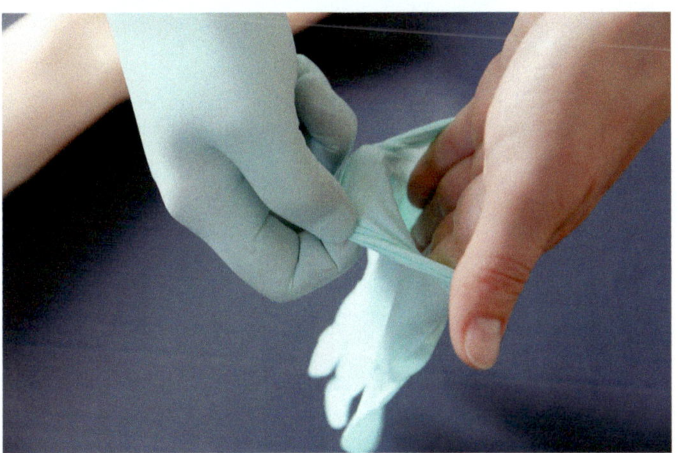

Abb. 7.3c Die Handschuhe überziehen.

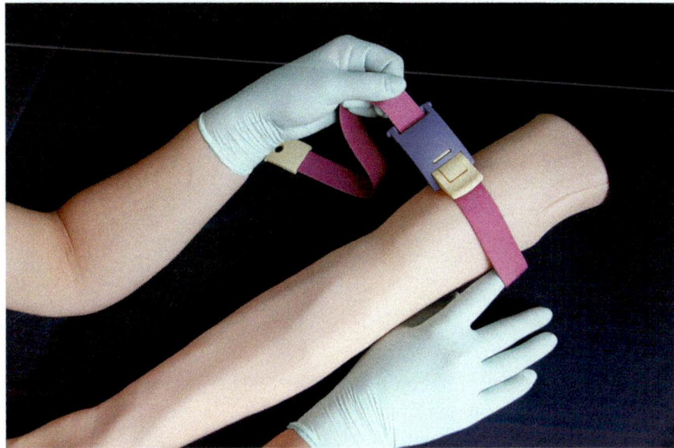

Abb. 7.3d Den Stauschlauch schließen.

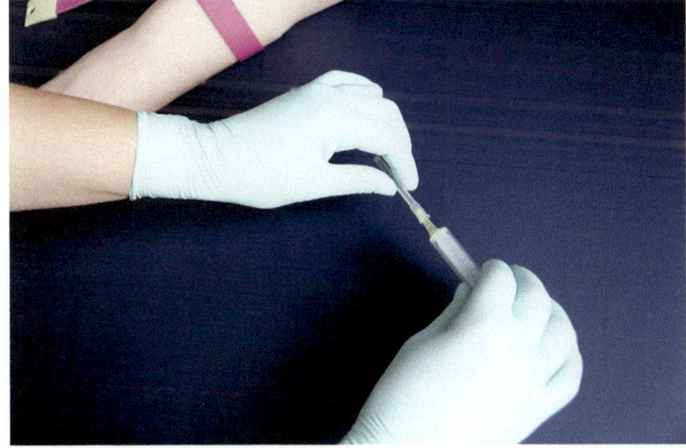

Abb. 7.3e Die Kanülenkappe abziehen.

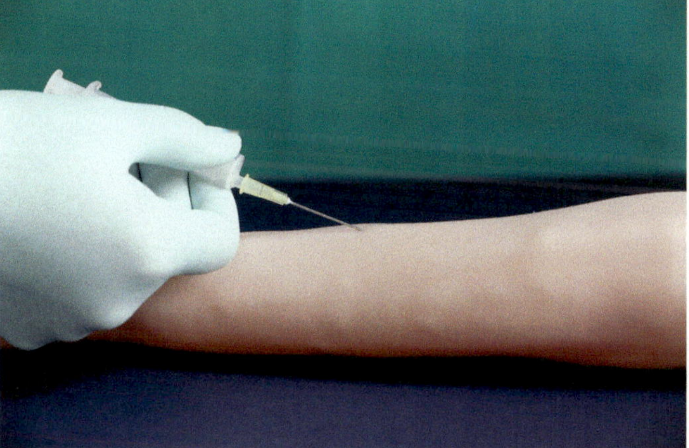

Abb. 7.3f Die Kanüle in die Haut einstechen und ca. 1 cm vorschieben.

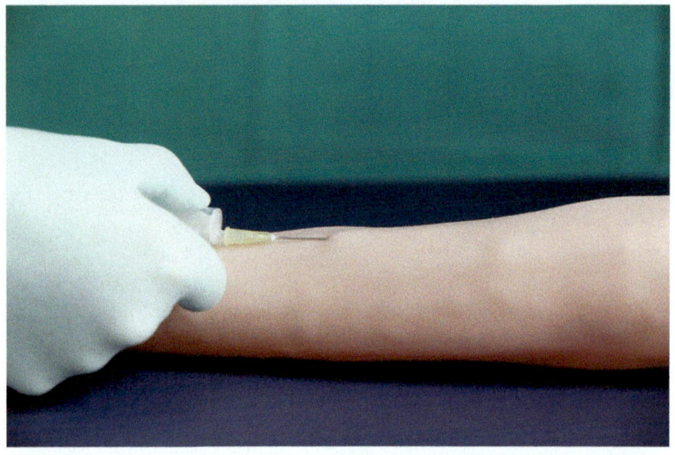

Abb. 7.3g Nach Platzierung der Kanüle in der Vene den Winkel abflachen.

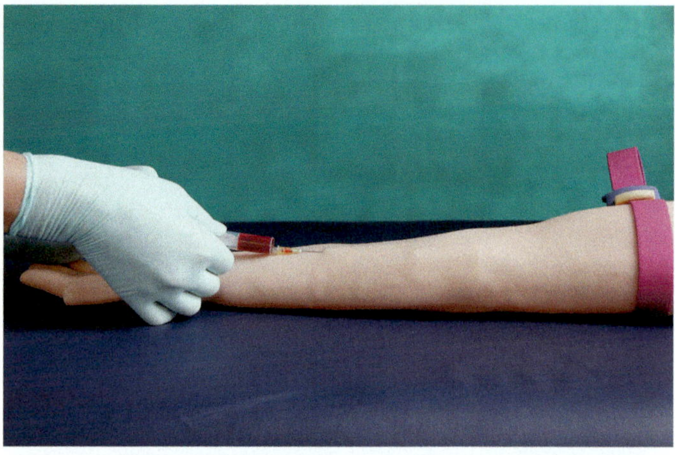

Abb. 7.3h Die benötigte Menge Blut abnehmen.

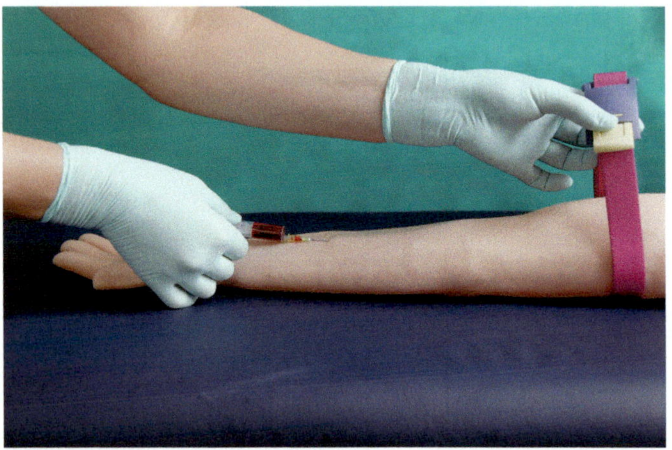

Abb. 7.3i Den Stauschlauch lösen.

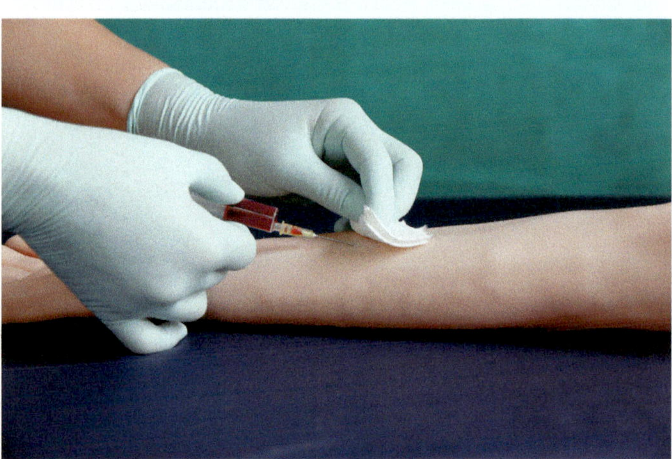

Abb. 7.3j Tupfer bereithalten, aber noch nicht komprimieren.

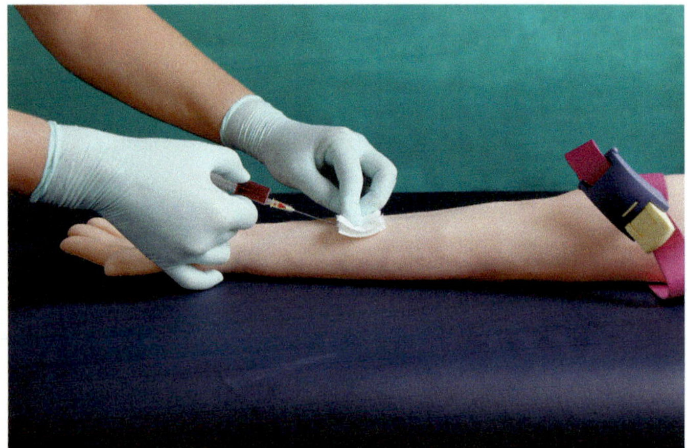

Abb. 7.3k Die Kanüle entfernen.

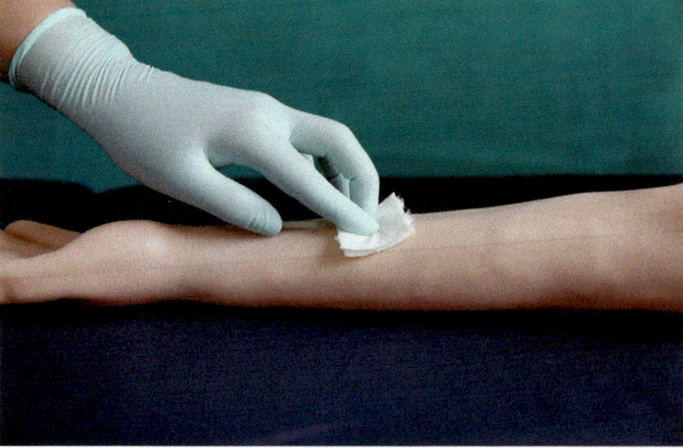

Abb. 7.3l Erst dann mit der Kompression beginnen.

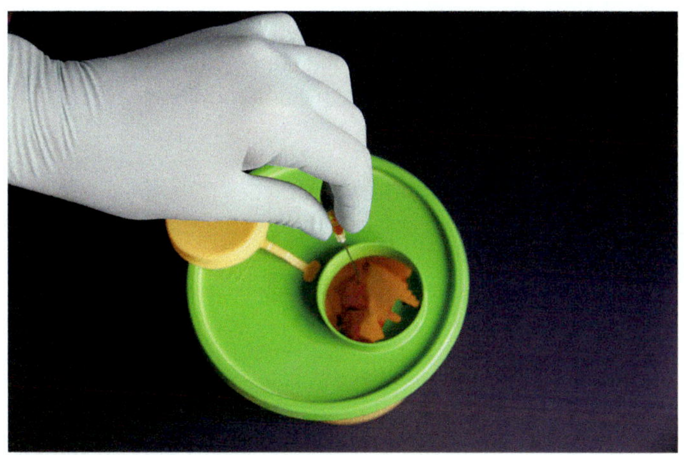

Abb. 7.3m Die Kanüle abziehen und im Abwurfbehälter entsorgen.

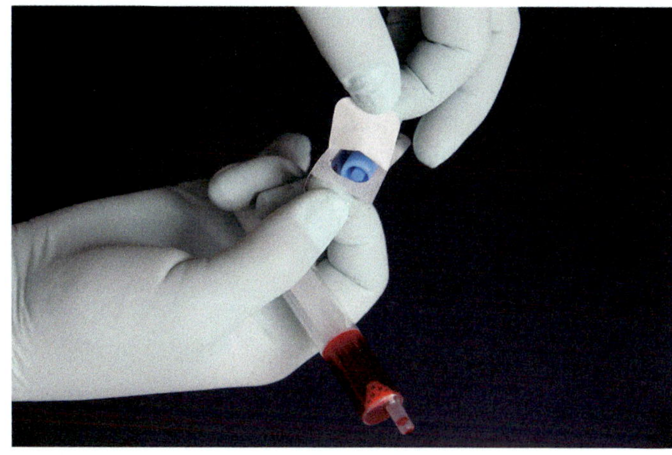

Abb. 7.3n Den Verschlusskonus öffnen.

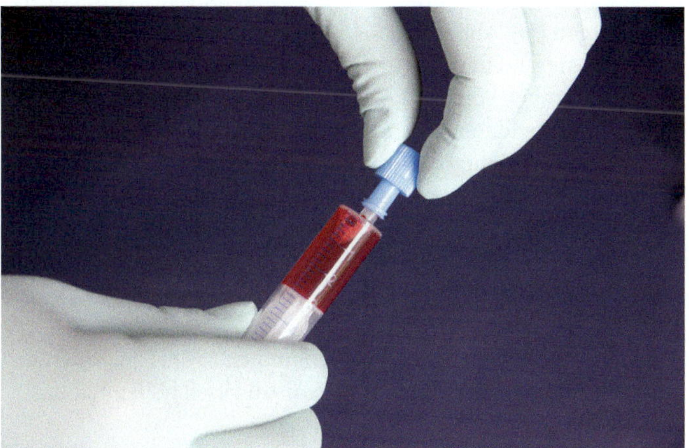

Abb. 7.3o Den Verschlusskonus auf die Spritzenöffnung stecken.

7.5 Durchführung mit Blutröhrchen

Nachfolgend werden die Technik und der Ablauf der Blutentnahme mit Monovettenröhrchen beschrieben. Es empfiehlt sich, den gesamten Ablauf konzentriert und ohne Ablenkung durchzuführen.

- Vorbereitetes Material am Arbeitsplatz abstellen.
- Die saugfähige Unterlage unter dem Patientenarm platzieren.
- Die **Blutröhrchen** am besten in der richtigen Reihenfolge bereitlegen, die unbedingt eingehalten werden muss:
  a. Serum-Röhrchen
  b. BSG-Röhrchen
  c. Koagulationsröhrchen
  d. EDTA-Röhrchen
- Die Venen betrachten, deren Verlauf betasten und eine geeignete **Vene lokalisieren** (➤ Abb. 7.4a).
- Falls keine geeignete Vene sichtbar ist, kann eine Stauung angelegt werden, wobei der Puls tastbar sein muss (Druck ca. 50–100 mmHg). Sollte auch diese Maßnahme keinen Erfolg bringen, empfiehlt sich ein feucht-warmer Wickel.
- Das Punktionsareal **desinfizieren** und die Einwirkzeit abwarten (➤ Abb. 7.4b). Bei gröberen Verschmutzungen mit einem sterilisierten Tupfer das Hautareal abwischen und erneut das Hautdesinfektionsmittel aufbringen. Auch beim zweiten Vorgang die Einwirkzeit beachten. Das Punktionsareal nicht mehr nachpalpieren.
- Während der Einwirkzeit die **Schutzhandschuhe** überziehen (➤ Abb. 7.4c).
- Die **Monovette** (das Serumröhrchen) mit der **Blutentnahmekanüle verbinden** (➤ Abb. 7.4d).
- Den **Stauschlauch** proximal der Injektionsstelle **anlegen** (➤ Abb. 7.4e). Beim Schließen des Stauschlauchs mit der linken Hand den Stauschlauch sanft anziehen, der Zeigefinger der rechten Hand fasst dabei unter den Stauschlauch. Damit können Einklemmungen von Hautfalten vermieden werden. Bei neuen Stauschläuchen vor Gebrauch den Verschlussmechanismus prüfen und die Handhabung sicher beherrschen. Das bereits desinfizierte Areal sollte nicht vom Stauschlauch, Blusenärmel usw. berührt werden.
- Die **Kanülenkappe abziehen** (➤ Abb. 7.4f).
- Die **Kanüle** in einem Winkel von **30°** mit dem Anschliff nach oben in die Haut **einstechen** und ca. **1 cm vorschieben** (➤ Abb. 7.4 g).
- Befindet sich die Kanüle in der Vene, den **Winkel abflachen** (➤ Abb. 7.4h).
- Langsam aspirieren und das **Serumröhrchen** mit **Blut** füllen lassen (➤ Abb. 7.4i).
- Für den **Monovettenwechsel** mit der einen Hand die Kanüle festhalten, damit es nicht zu einer Dislokation in der Vene kommt, und mit der anderen Hand die Monovette herausdrehen (➤ Abb. 7.4j) und die nächste, noch leere BSG-Monovette hineindrehen (➤ Abb. 7.4k).
- Die **BSG-Monovette** muss komplett mit Blut gefüllt sein, um keinen falschen Wert zu erhalten (➤ Abb. 7.4 l).
- Im Anschluss die BSG-Monovette herausdrehen und das **Gerinnungsröhrchen** hineindrehen und mit Blut füllen lassen (➤ Abb. 7.4 m). Diese Monovette muss ebenfalls voll gefüllt sein.
- Zum Schluss das **EDTA-Blut** abnehmen (➤ Abb. 7.4n).
- Nach erfolgter Blutentnahme zunächst den **Stauschlauch lösen** (➤ Abb. 7.4o), dann **Tupfer** für die nachfolgende Kompression **bereitlegen** (➤ Abb. 7.4p).
- Anschließend die **Kanüle** vollständig **entfernen** und erst danach die Punktionsstelle für 2–3 Minuten bei gestrecktem Arm **komprimieren** (➤ Abb. 7.7q). Nach einer Blutentnahme in der Ellenbeuge den Ellenbogen gestreckt lassen und nicht abwinkeln, weil dies sonst die Hämatombildung fördert. Gleichzeitig kann an der Entnahmekanüle die **Stechschutzkappe über die Kanüle** gezogen werden.
- Die **Kanüle** von der Monovette lösen und im Sharps Container **entsorgen** (➤ Abb. 7.4r).
- Ein **Pflaster** auf die Punktionsstelle kleben.
- Die Blutproben vorsichtig **schwenken** (nicht schütteln!), mit den **Patientendaten** (Name, Vorname, Geburtsdatum, Adresse) und dem Abnahmedatum versehen.
- Die Blutentnahme **dokumentieren.**

Fehler bei der Blutabnahme

- Öffnen und Schließen der Faust („Pumpen") führt zum Kalium-Anstieg (durch Hämolyse) und damit zu falsch hohen Kalium-Werten.
- Eine lange Stauung führt zu falsch hohen Werten u. a. von Proteinen, Zellzahl, Lipiden, Bilirubin, Eisen und Kalium.
- Starke Aspiration, langes Stehen der Blutprobe, warme Lagerung, plötzliche Abkühlung oder Erwärmung des Blutes oder starkes Schütteln der Probengefäße führen zur Hämolyse und damit zu falsch hohen Werte von LDH, Glukose, GOT, Kalium, Bilirubin und Magnesium. Die zellulären Bestandteile werden falsch niedrig gemessen.
- Die Abnahme von Glukose, LDL, HDL, Triglyzeriden und Cholesterin muss am nüchternen Patienten erfolgen. Unmittelbar vor der Blutentnahme eingenommene Mahlzeiten liefern falsch hohe Werte.
- Eine Blutentnahme aus einem liegenden Katheter oder einer Kanüle nach einer Infusion führt zu einem Verdünnungseffekt. Die Folge sind falsch niedrige Elektrolyt- und Zellzahlwerte.
- Falsche Beschriftung der Monovetten.

Merke

Im Praxisalltag sollte man die Fehlerquellen genau kennen. Die Nichtbeachtung ist für den Patienten teuer und für beide Seiten (Patient und Therapeut) extrem ärgerlich.

Bildstrecke Blutentnahme mit Blutröhrchen

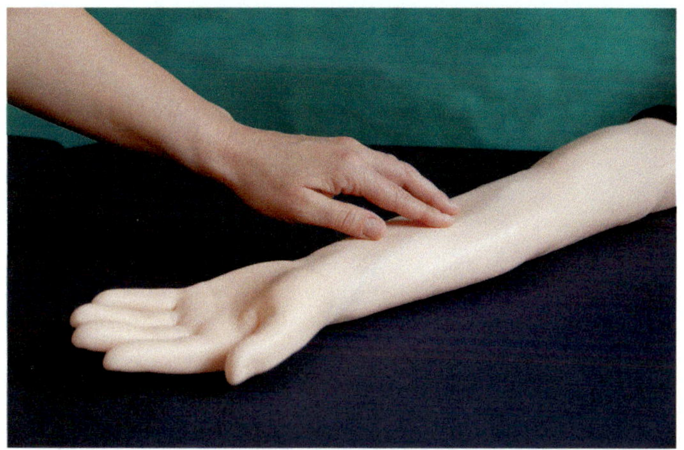

Abb. 7.4a Eine geeignete Vene lokalisieren.

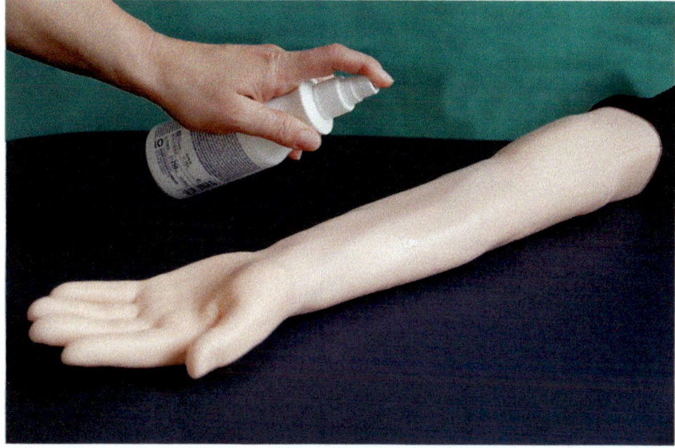

Abb. 7.4b Die Punktionsstelle großzügig desinfizieren.

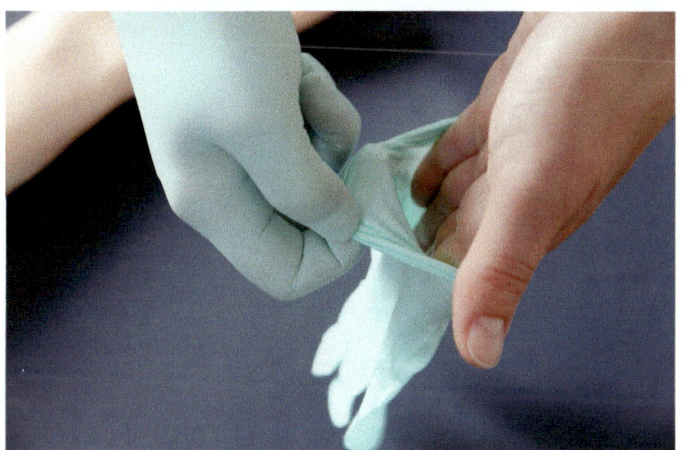

Abb. 7.4c Die Handschuhe überziehen.

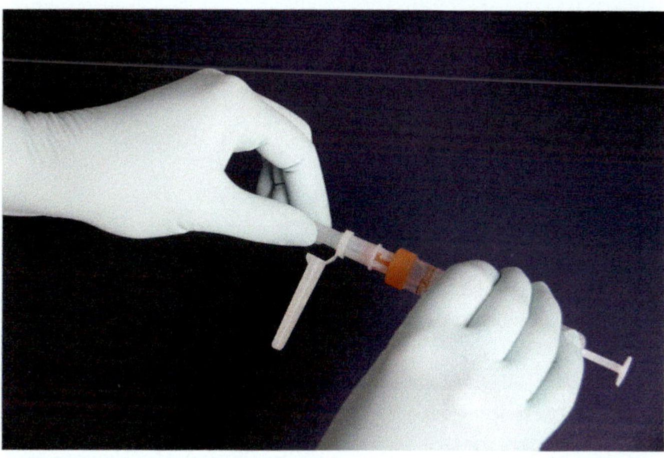

Abb. 7.4d Das Serumröhrchen mit der Blutentnahmekanüle verbinden.

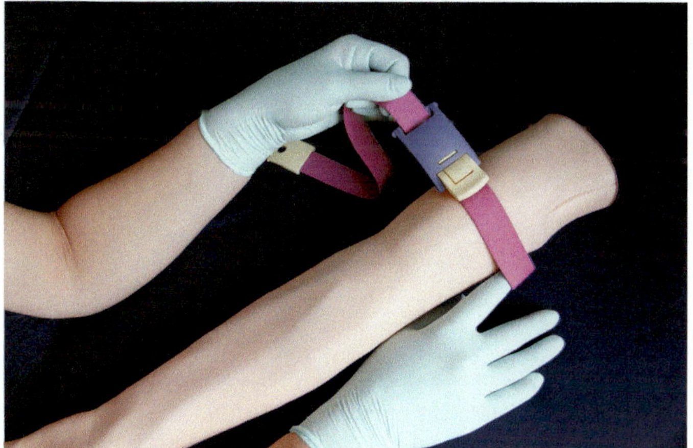

Abb. 7.4e Den Stauschlauch schließen.

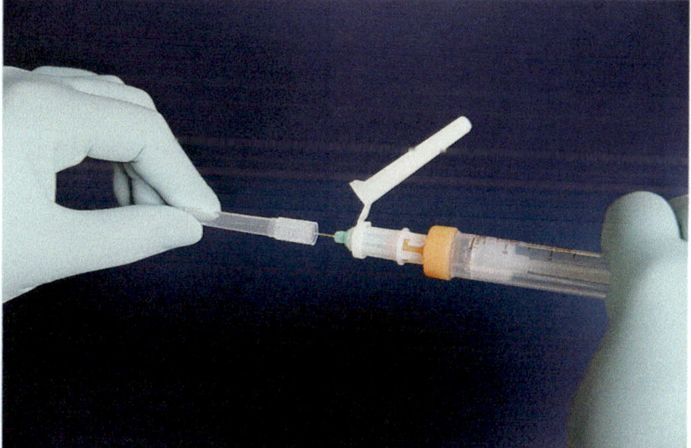

Abb. 7.4f Die Kanülenkappe abziehen.

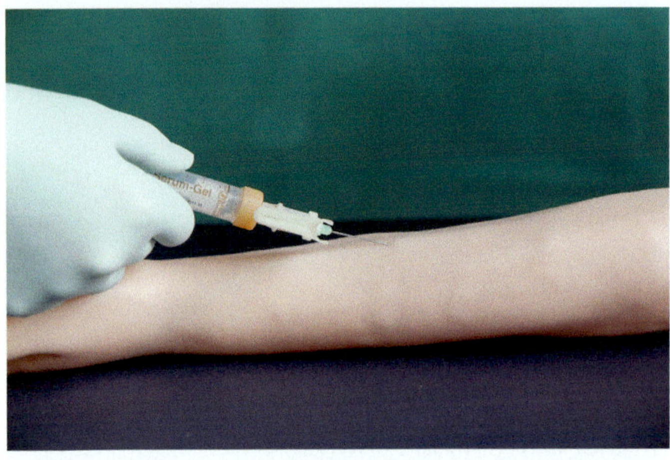

Abb. 7.4g Die Kanüle in die Haut einstechen und ca. 1 cm vorschieben.

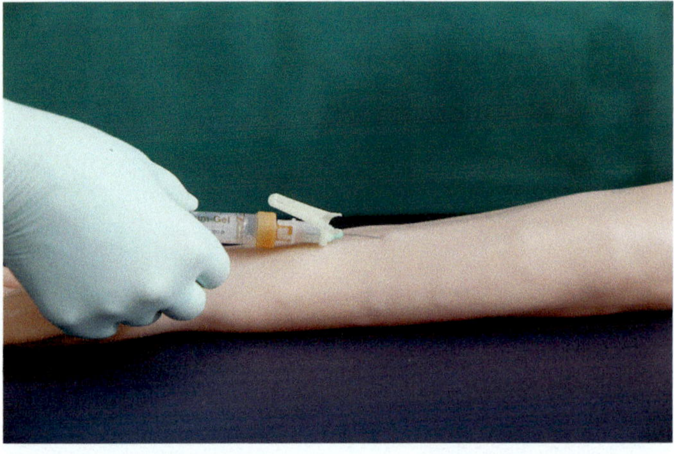

Abb. 7.4h Nach Platzierung der Kanüle in der Vene den Winkel abflachen.

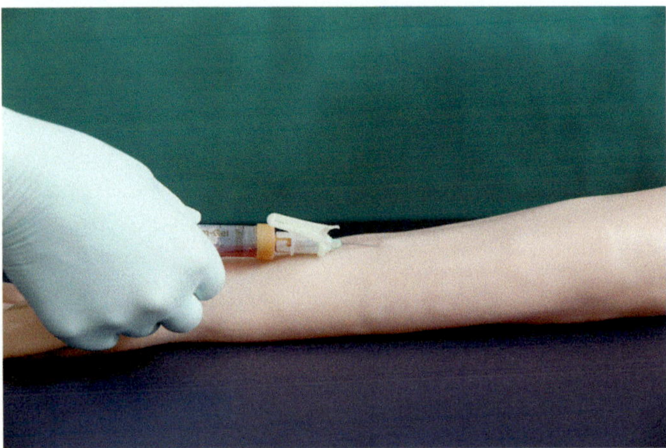

Abb. 7.4i Das erste Röhrchen mit Blut volllaufen lassen.

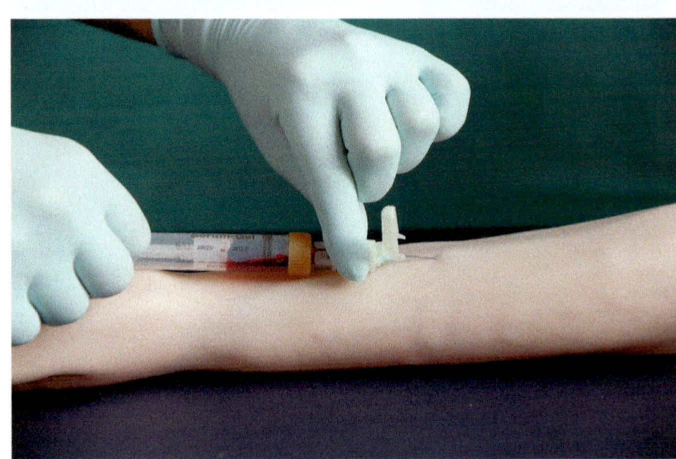

Abb. 7.4j Die Serum-Monovette herausdrehen.

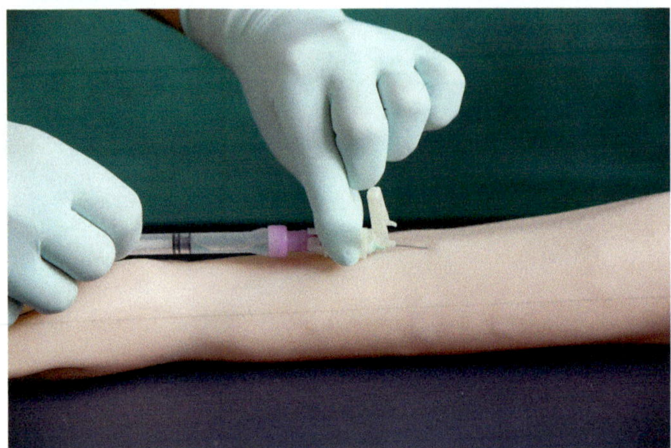

Abb. 7.4k Die BSG-Monovette eindrehen.

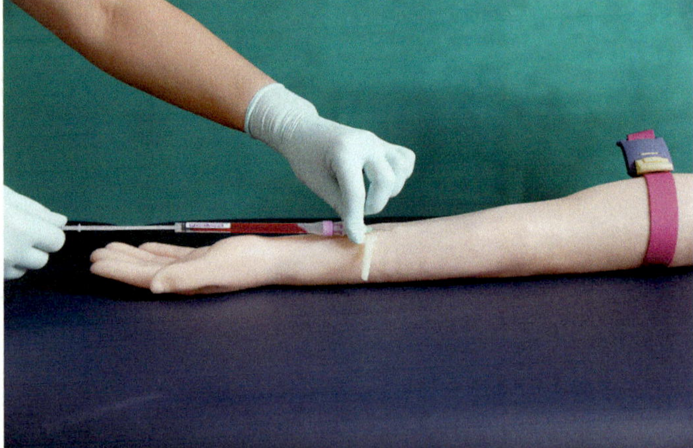

Abb. 7.4l Die BSG-Monovette vollständig mit Blut füllen.

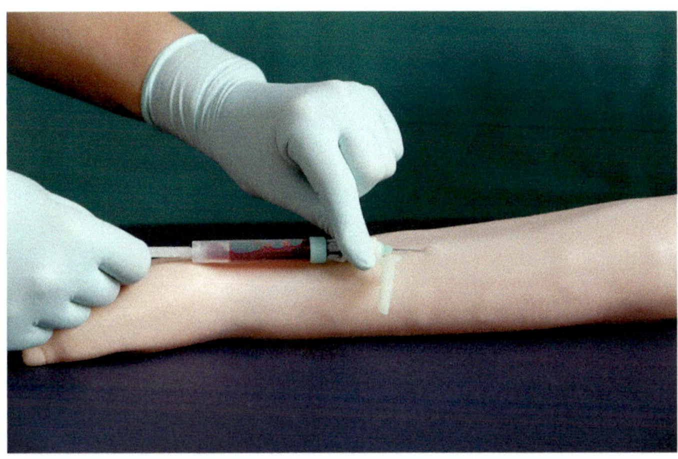

Abb. 7.4m Das Gerinnungsröhrchen vollständig mit Blut füllen.

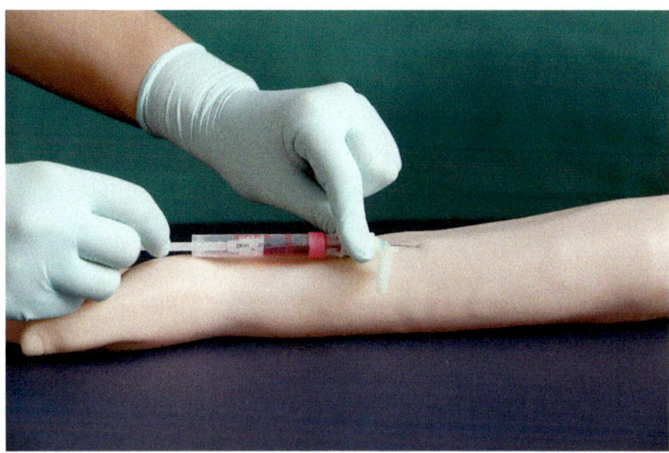

Abb. 7.4n Das EDTA-Röhrchen mit Blut füllen.

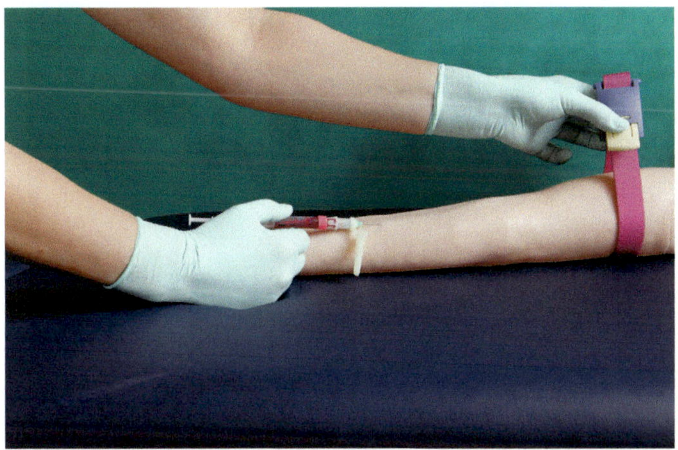

Abb. 7.4o Den Stauschlauch lösen.

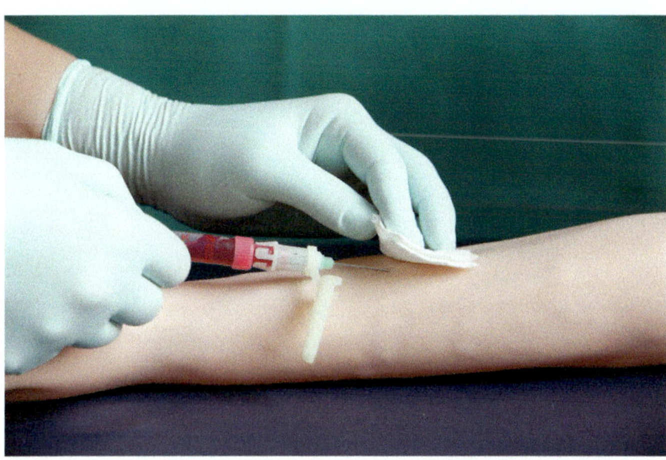

Abb. 7.4p Tupfer bereithalten, aber noch nicht komprimieren.

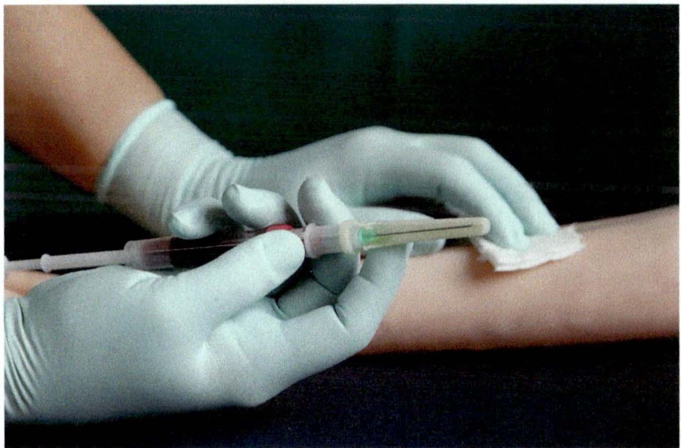

Abb. 7.4q Nach dem Entfernen der Kanüle die Punktionsstelle komprimieren und gleichzeitig die Sicherheitskappe verschließen.

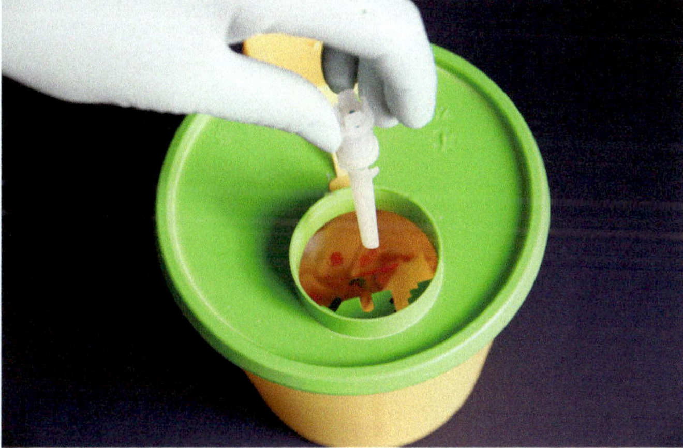

Abb. 7.4r Die Kanüle im Sharps Container entsorgen.

7.6 Komplikationen und Maßnahmen

➢ Tab. 7.1

Tab. 7.1 Komplikationen bei einer Blutentnahme und Maßnahmen.

Komplikation	Maßnahmen
Schmerzen beim Einstechen u. a. durch • Desinfektionsmittelreste • Flachen Einstichwinkel • Langsames Einstechen	• Desinfektionsmittel muss abgetrocknet sein, Haut sollte nicht glänzen • 30°-Einstichwinkel beachten • Zügig über die Haut einstechen
Perforation der Vene	• Stauung lösen • Kanüle entfernen • Gefäß für einige Minuten komprimieren • Gegebenenfalls erneute Injektion proximal der ursprünglichen Injektion
Arterielle Punktion (sichtbar am hellen Blut und der Pulsation)	• Injektion stoppen • Notruf absetzen • Druckverband anlegen • Großlumigen periphervenösen Zugang am anderen Arm legen
Punktion eines Nervs (Schmerzen und Parästhesien im Innervationsgebiet)	• Injektion stoppen • Notruf absetzen • Großlumigen periphervenösen Zugang legen
Dislokation der Kanüle beim Monovettenwechsel mit extravasalen Lage	• Stauung lösen • Kanüle entfernen • Gefäß für einige Minuten komprimieren • Gegebenenfalls erneute Punktion proximal der ursprünglichen Punktionsstelle oder am anderen Arm

7

Notizen

KAPITEL

8 Kapillarblutentnahme

HINWEIS PRÜFUNG

Die Kapillarblutentnahme wird im mündlich-praktischen Teil der Heilpraktikerüberprüfung selten abgefragt. Die Demonstration erfolgt ggf. am Phantomarm oder muss theoretisch erläutert werden.

8.1 Indikationen und Punktionsstellen

Indikationen

Kapilläre Blutentnahmen kommen für wenige Untersuchungen in Betracht, z. B.
- Glukose
- Erythrozyten
- Hämoglobin
- Hämatokrit
- Laktat

Punktionsstellen

- Ohrläppchen
- Fingerkuppe

Merke

Die Blutproben müssen sofort untersucht werden.

8.2 Kontraindikationen

Folgende Kriterien bzw. Erkrankungen stellen eine Kontraindikation für die Kapillarblutentnahme dar:
- Entzündliche und sonstige Hautveränderungen, inkl. Narbenbildung, Tätowierung und Schwellung
- Fehlendes Einverständnis des Patienten

8.3 Vorbereitung

Die nachfolgende Kapillarblutentnahme wird am Beispiel der Glukosebestimmung beschrieben.
- Zunächst die Injektionsanamnese erheben (➤ 2.1.4).
- Ferner den Patienten über den Zweck der Kapillarblutentnahme und die zu untersuchenden Parameter informieren und sein Einverständnis einholen.
- Die kontaminierten Gegenstände wie Abwurf und Kanülenabwurfbehälter (Medibox oder Sharp Container) in Reichweite, aber nicht auf der desinfizierten Ablagefläche bereitstellen.
- Danach erfolgt die Händedesinfektion.
- Auf einem desinfizierten Ablagetablett Folgendes bereitlegen (➤ Abb. 8.1):
  - Hautdesinfektionsmittel
  - Sterilisierte Tupfer
  - Lanzetten

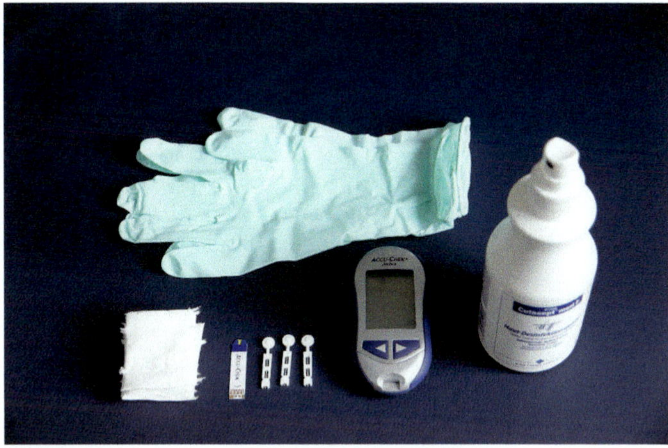

Abb. 8.1 Für eine Kapillarblutentnahme benötigte Utensilien.

  - Messstäbchen und Blutzuckermessgerät bzw. standardisierte Glaskapillaren, Glaskapillarenkitt und Zentrifuge zur z. B. Erythrozyten-, Hämoglobin- und Hämatokritbestimmung
  - Schutzhandschuhe
  - Evtl. Pflaster

8.4 Durchführung

Nachfolgend werden der Ablauf der Kapillarblutentnahme am Ohrläppchen und an der Fingerbeere beschrieben und dargestellt. Es empfiehlt sich, den gesamten Ablauf konzentriert und ohne Ablenkung durchzuführen.
- Vorbereitetes Material am Arbeitsplatz abstellen.
- Das Punktionsareal **desinfizieren** und die Einwirkzeit abwarten (➤ Abb. 8.2a, ➤ Abb. 8.3a). Bei gröberen Verschmutzungen mit einem sterilisierten Tupfer das Hautareal abwischen und erneut das Hautdesinfektionsmittel aufbringen. Auch beim zweiten Vorgang die Einwirkzeit beachten. Das Punktionsareal nicht mehr nachpalpieren.
- Während der Einwirkzeit das **Blutzuckermessgerät in Betrieb nehmen** und das Messstäbchen in die vorgesehene Öffnung am Gerät einführen. Im Anschluss die **Schutzhandschuhe** überziehen (➤ Abb. 8.2b, ➤ Abb. 8.3b).
- Danach die Lanzette fassen und die **Stichkanüle freilegen** (➤ Abb. 8.2c, ➤ Abb. 8.3c).
- Mit der Lanzette im Winkel von 60–90° in die **Haut einstechen** (➤ Abb. 8.2d, ➤ Abb. 8.3d).
- Als nächstes die Punktionsstelle sanft komprimieren, bis **ein Tropfen Blut** austritt (➤ Abb. 8.2e, ➤ Abb. 8.3e).
- Das Messstäbchen an den Blutstropfen heranführen, bis das **Testfeld** vollständig mit Blut benetzt ist (➤ Abb. 8.2f, ➤ Abb. 8.3e).
- Das Blutzuckermessgerät ablegen und das Ergebnis abwarten.
- Das überschüssige Blut mit einem sterilisiertem Tupfer auffangen und leicht **komprimieren** (➤ Abb. 8.2 g, ➤ Abb. 8.3f).
- Bei einer stärkeren Nachblutung die Kompression wenige Minuten beibehalten und ggf. ein Pflaster aufkleben.
- Als weiteren Schritt die Lanzette im Abwurfbehälter entsorgen.
- Das Ergebnis **dokumentieren.**

8

Bildstrecke Kapillarblutentnahme am Ohrläppchen

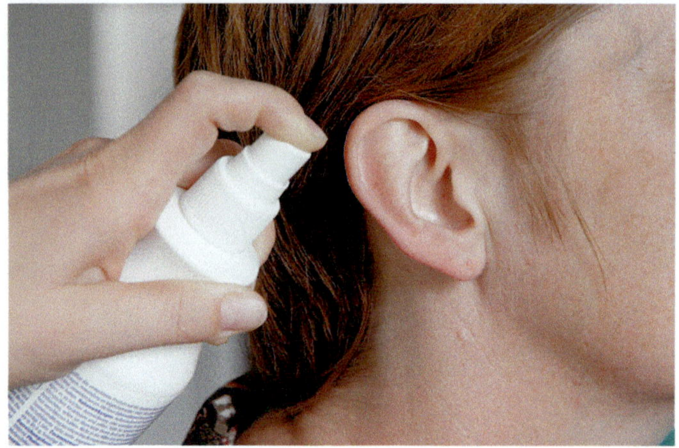

Abb. 8.2a Das Punktionsareal desinfizieren.

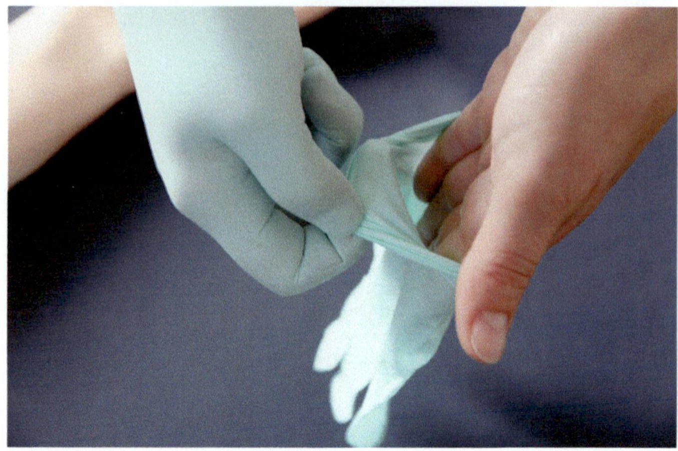

Abb. 8.2b Die Handschuhe überziehen.

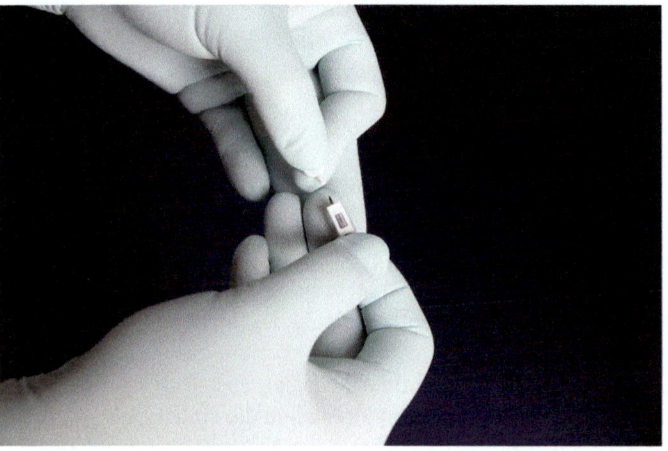

Abb. 8.2c Die Stichkanüle der Lanzette freilegen.

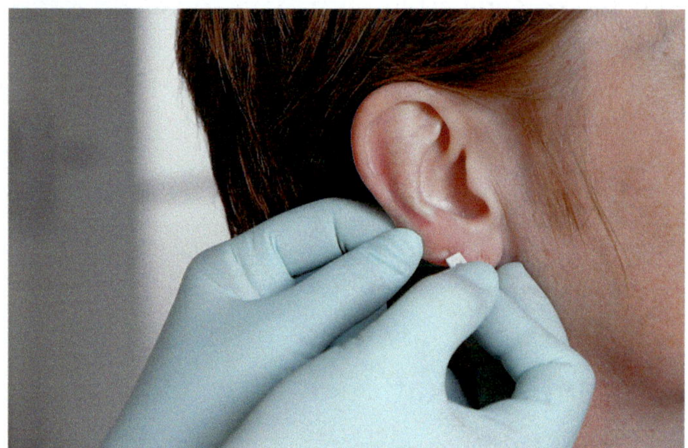

Abb. 8.2d Lanzette in die Haut einstechen.

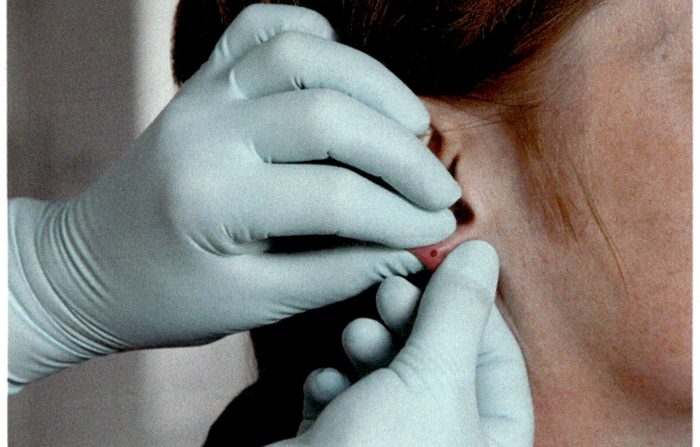

Abb. 8.2e Das Ohrläppchen sanft komprimieren.

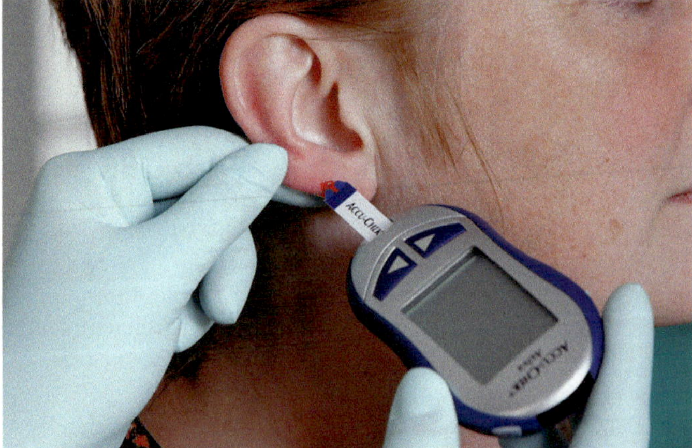

Abb. 8.2f Das Messstäbchen an den Blutstropfen heranführen und das Testfeld vollständig mit Blut befüllen.

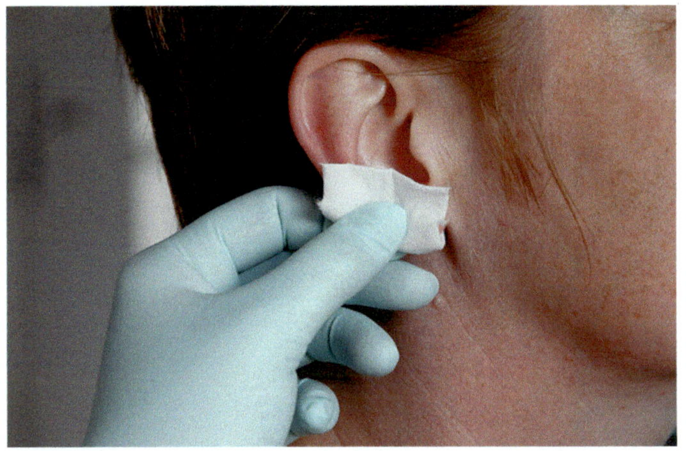

Abb. 8.2g Einen Tupfer auflegen und die Punktionsstelle leicht komprimieren.

Tipps und Tricks

Für die Eigenmessung zu Hause die Patienten darauf hinweisen, vor jeder Blutzuckermessung die Hände zu waschen. Bei z. B. Obstverzehr und Rückständen von Glukose an den Finger werden sonst falsch hohe Werte gemessen.

Bildstrecke Kapillarblutentnahme an der Fingerbeere

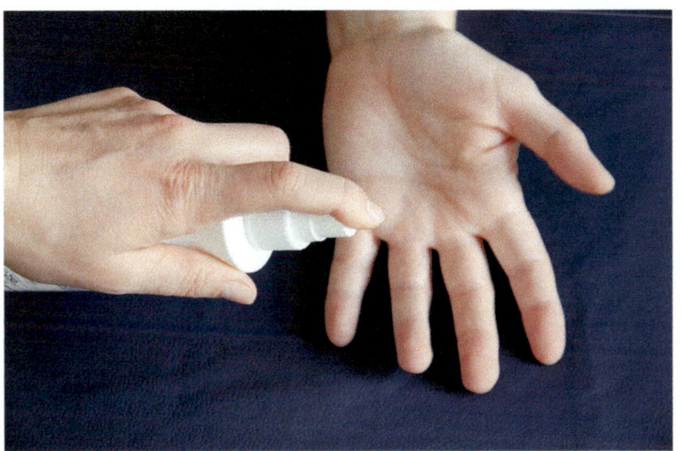

Abb. 8.3a Das Punktionsareal desinfizieren.

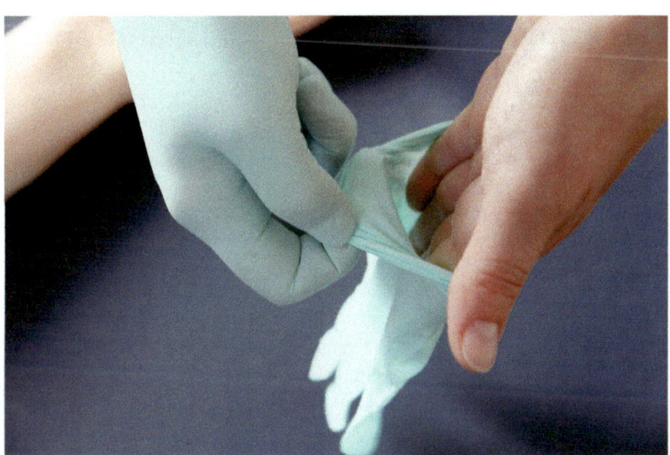

Abb. 8.3b Die Handschuhe überziehen.

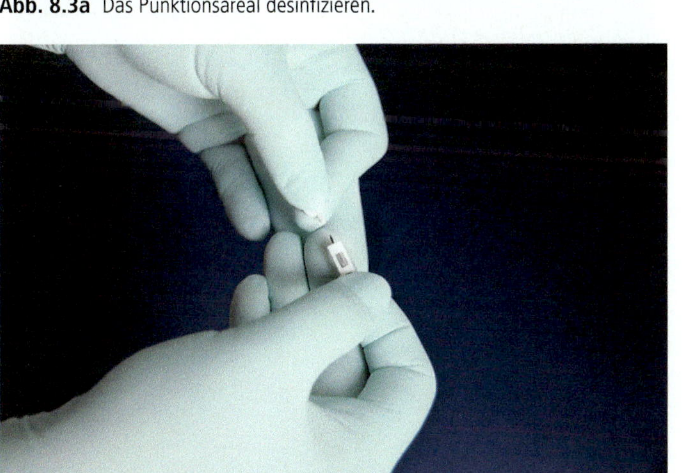

Abb. 8.3c Die Stichkanüle der Lanzette freilegen.

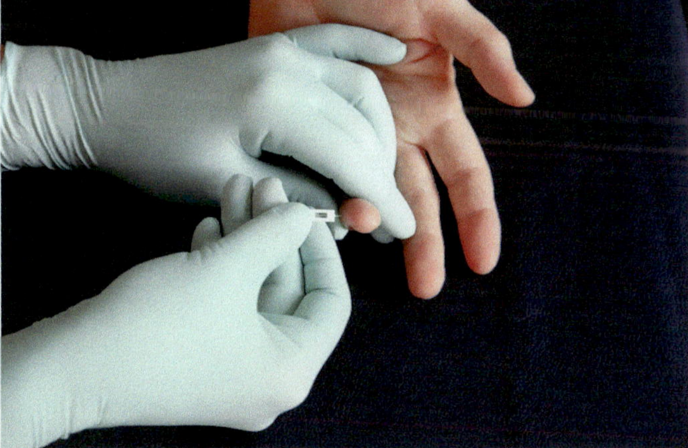

Abb. 8.3d Lanzette in die laterale Fingerkuppe einstechen.

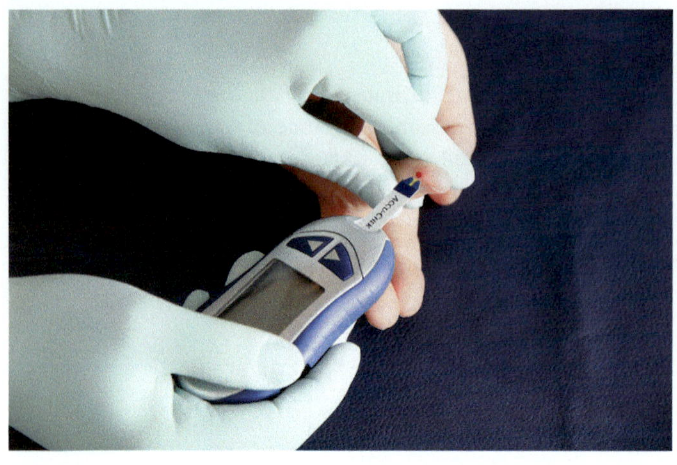

Abb. 8.3e Die Fingerbeere sanft komprimieren, das Messstäbchen an den Blutstropfen heranführen und das Testfeld mit Blut befüllen.

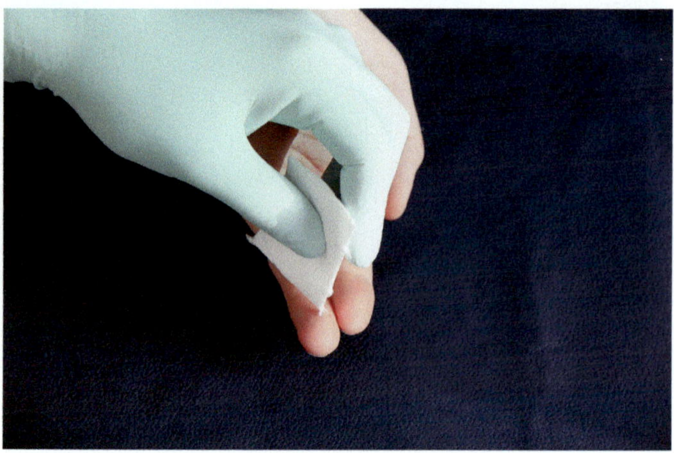

Abb. 8.3f Einen Tupfer auflegen und die Punktionsstelle leicht komprimieren.

8.5 Komplikationen und Maßnahmen

➢ Tab. 8.1

Tab. 8.1 Komplikationen bei einer Kapillarblutentnahme und Maßnahmen.

Komplikation	Maßnahmen
Schmerzen bei Einstechen	• Desinfektionsmittel muss abgetrocknet sein • Schneller einstechen • Zu nah am Nagelbett oder zu zentral in die Fingerbeere eingestochen → möglichst lateral punktieren
Lokale Infektion	• Punktionsort wechseln • Gegebenenfalls beim Arzt vorstellen

Notizen

KAPITEL

9 Infusion und periphervenöser Zugang

HINWEIS PRÜFUNG

Die Anlage eines periphervenösen Zugangs und die Vorbereitung einer Infusion werden im Rahmen des mündlich-praktischen Teils der Heilpraktikerüberprüfung abgefragt, die dann am Phantomarm demonstriert werden müssen.

9.1 Anwendungsbereiche und Applikationsorte

Infusionen dienen der Applikation von größeren Mengen an Flüssigkeit, Elektrolyten oder höhermolekularer Stoffe (z. B. Glukose-, Fett- oder Aminosäure-Lösungen) in die Vene. Zunächst muss die Infusion vorbereitet werden, bevor der **Venenverweilkatheter,** ein periphervenöse Zugang gelegt wird, über den dann die Versorgung mit Nährlösungen und Medikamenten stattfinden kann.

Venenverweilkatheter bestehen aus einer Hohlnadel, die als Punktionshilfe dient und von einer Plastikhülle umgeben ist, die letzten Endes in der Vene verbleibt (➤ Abb. 9.1). Ferner besteht er aus Blutauffangkammer mit Verschlusskappe, Griffplatte und einem Luer-Lock-Ansatz. Die meisten Modelle verfügen über eine Zuspritzpforte, einige verfügen über einen Stechschutz, der am Hohlnadelanschliff zu finden ist. Venenverweilkatheter sind in unterschiedlichen Größen erhältlich. Sie sind farblich kodiert. ➤ Abbildung 9.2 zeigt verschiedene Verweilkanülen mit u. a. Größe, Durchflussrate und Indikation.

Anwendungsbereiche

- Substitution von Flüssigkeit, Elektrolyten, Vitaminen
- Parenterale Ernährung
- In der Notfallmedizin: wichtiges Werkzeug zur Therapie des Volumenmangelschocks

Applikationsorte

➤ Abb. 3.1

- Handrücken: das Venennetz wird allerdings als sehr schmerzhaft empfunden
- Unterarm: V. cephalica, V. mediana
- Ellenbeuge: V. mediana cubiti, V. cephalica, letzte Wahl ist wegen der Nachbarschaftsbeziehungen zur Arterie und Nerven die V. basilica
- Säuglinge: Venen an Stirn- und Scheitelbein → diese Maßnahme ist Ärzten vorbehalten

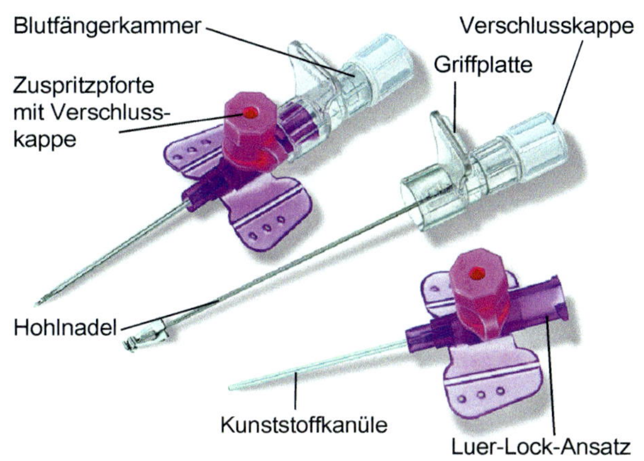

Abb. 9.1 Aufbau einer Vasofix Safety® Venenverweilkanüle.

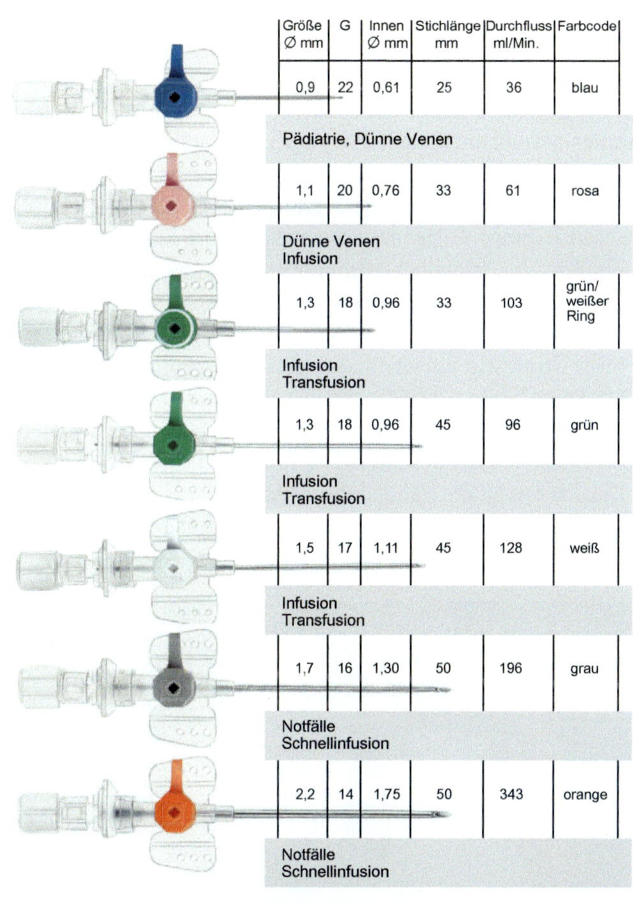

Größe Ø mm	G	Innen Ø mm	Stichlänge mm	Durchfluss ml/Min.	Farbcode	
0,9	22	0,61	25	36	blau	Pädiatrie, Dünne Venen
1,1	20	0,76	33	61	rosa	Dünne Venen Infusion
1,3	18	0,96	33	103	grün/ weißer Ring	Infusion Transfusion
1,3	18	0,96	45	96	grün	Infusion Transfusion
1,5	17	1,11	45	128	weiß	Infusion Transfusion
1,7	16	1,30	50	196	grau	Notfälle Schnellinfusion
2,2	14	1,75	50	343	orange	Notfälle Schnellinfusion

Abb. 9.2 Übersicht über verschiedene Größen und Farben von Venenverweilkanülen.

Tipps und Tricks

- Bei einer einmaligen intravenösen Injektion kann eine große, sichere Vene gewählt werden. Am besten eignen sich am Unterarm die **V. cephalica** und deren Zuflüsse.
- Sind mehrere Injektionen vorgesehen, empfiehlt sich die Wahl einer distal gelegenen Vene, sodass bei Folgeinjektionen eine proximal gelegene Injektionsstelle gewählt werden kann.
- Bei mehrmaligen Punktionen bzw. Injektionen am Tag empfiehlt sich die Anlage eines periphervenösen Zugangs.

9.2 Kontraindikationen

Folgende Kriterien bzw. Erkrankungen stellen eine Kontraindikation für die Anlage eines periphervenösen Zugangs dar:

- Entzündliche und sonstige Hautveränderungen, inkl. Narbenbildung, Tätowierung und Schwellung
- Lymphödem, Z. n. Axillaresektion im Rahmen der Ablatio mammae
- Dialyse-Shunt am Arm
- Paretischer Arm
- Bekannte allergische Reaktionen gegen das zu applizierende Medikament bzw. die Infusion
- Keine Zulassung des Medikaments bzw. der Infusion für i. v.-Injektionen
- Punktion distal einer Paravasatbildung
- Fehlendes Einverständnis des Patienten

9.3 Vorbereitung

Vor der geplanten Infusionstherapie sollten die Vorbereitungsmaßnahmen sowohl am Patienten als auch im Hinblick auf die Zusammenstellung der Materialien getroffen worden sein. Zunächst wird die Infusion vorbereitet, danach erfolgt die Anlage eines periphervenösen Zugangs. Folgendes Schema kann zum Einsatz kommen:

- Zunächst die Injektionsanamnese erheben (➤ 2.1.4).
- Ferner den Patienten über Wirkungen, Nebenwirkungen und Wechselwirkungen des Medikaments bzw. der Infusion informieren und sein Einverständnis einholen.
- Die kontaminierten Gegenstände wie Abwurf und Kanülenabwurfbehälter (Medibox oder Sharp Container) in Reichweite, aber nicht auf der desinfizierten Ablagefläche bereitstellen.
- Danach erfolgt die Händedesinfektion.
- Auf einem desinfizierten Ablagetablett Folgendes bereitlegen (➤ Abb. 9.3):
  - Infusionslösung
  - Schwerkraftinfusionsleitung
  - Hautdesinfektionsmittel
  - Stauschlauch
  - Schutzhandschuhe
  - Sterile Tupfer
  - Venenverweilkanüle
  - Fixierpflaster

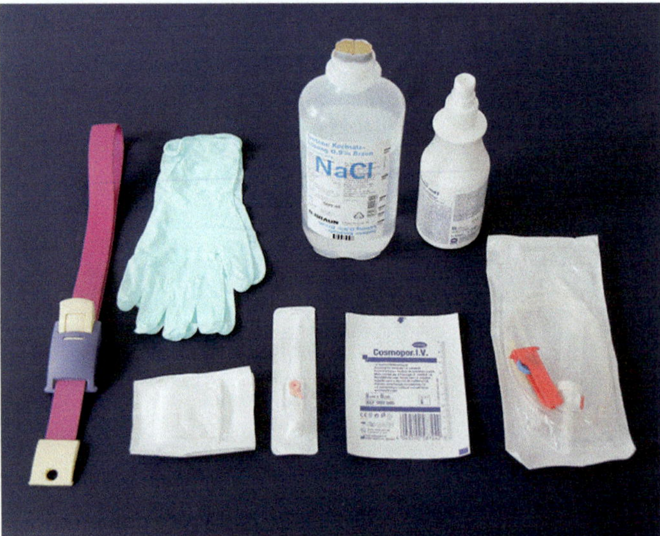

Abb. 9.3 Für eine Infusion und einen periphervenösen Zugang benötigte Utensilien.

9.4 Durchführung Infusionsvorbereitung

Nachfolgend werden die Technik und der Ablauf der Bereitstellung von Infusionslösungen beschrieben. Es empfiehlt sich, den gesamten Ablauf konzentriert und ohne Ablenkung durchzuführen.

- Vorbereitetes Material am Arbeitsplatz abstellen.
- Eine hygienische Händedesinfektion durchführen, wenn die Zeit zwischen Anamneseerhebung und Bereitlegung von Materialien unterbrochen werden musste oder wenn die Hände kontaminiert wurden, z. B. um die Haare zusammenzubinden.
- Den **Verschlussdeckel** der Infusionsflasche **entfernen** (➤ Abb. 9.4a). Die Gummimembran **desinfizieren** und dabei die Einwirkzeit beachten (➤ Abb. 9.4b).
- In der Zwischenzeit die sterile **Schwerkraftinfusionsleitung** an der vorgesehenen Lasche **öffnen** und aus der Verpackung herausnehmen (➤ Abb. 9.4c).
- Im nächsten Schritt die **Rollenklemme verschließen,** indem das Rädchen nach unten gedreht wird (➤ Abb. 9.4d). Die Infusionsleitung ist damit verschlossen.
- Als nächstes die Schutzkappe des Einstichdornes abziehen und den **Dorn** in die stehende Infusionsflasche über die Gummimembran **einstechen** (➤ Abb. 9.4e). Mit einer leichten Drehung überwindet man mühelos den Widerstand. Sowohl der Einstichdorn als auch die Gummimembran der Infusionsflasche dürfen nicht berührt werden.
- Danach das Infusionssystem **aufhängen,** den **Filter öffnen** und die **Tropfkammer** durch ggf. mehrmalige Kompression zur Hälfte mit Infusionslösung **befüllen** (➤ Abb. 9.4f).
- Anschließend die **Infusionsleitung entlüften.** Das erreicht man durch das Öffnen der Rollenklemme (➤ Abb. 9.4 g). Ist die Leitung komplett mit Infusionslösung befüllt, die Rollenklemme wieder verschließen. Nun muss die Leitung in ihrer gesamten Länge auf kleine oder größere **Luftbläschen** bzw. Blasen hin überprüft werden. Sofern welche vorhanden sind, diese aus der Leitung **entfernen.** Dazu die Leitungsöffnung über das Flüssigkeitsniveau nach oben positionieren (Luft steigt nach oben) und die Infusionsleitung beklopfen, bis alle Bläschen entwichen sind. Der Infusionsschlauch kann dann in der Haltevorrichtung hinter der Rollenklemme eingehängt werden.

Bildstrecke Infusionsvorbereitung

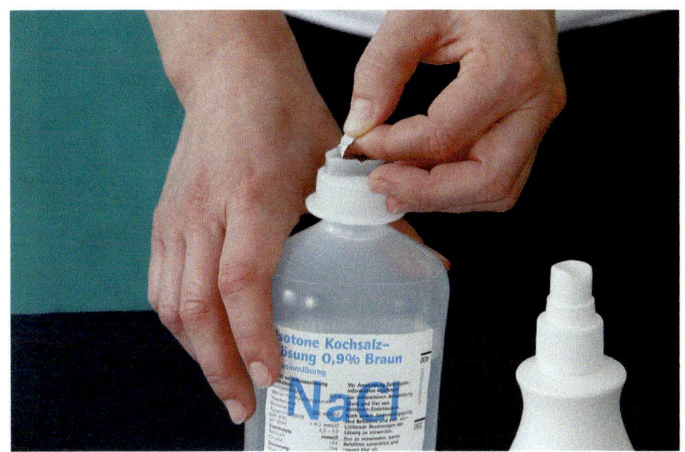

Abb. 9.4a Die Verschlusskappe der Infusion abziehen.

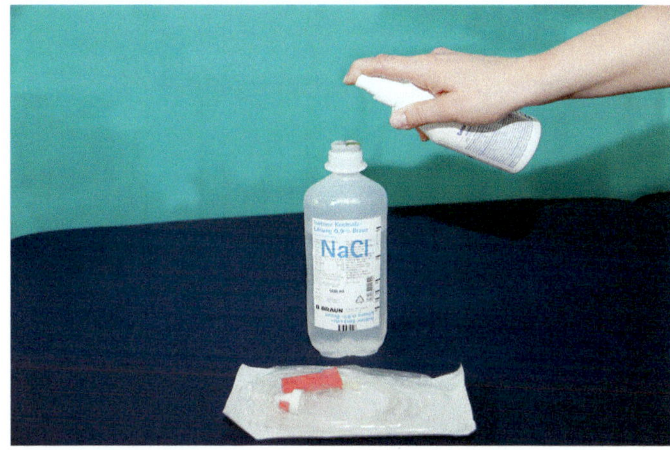

Abb. 9.4b Die Gummimembran desinfizieren.

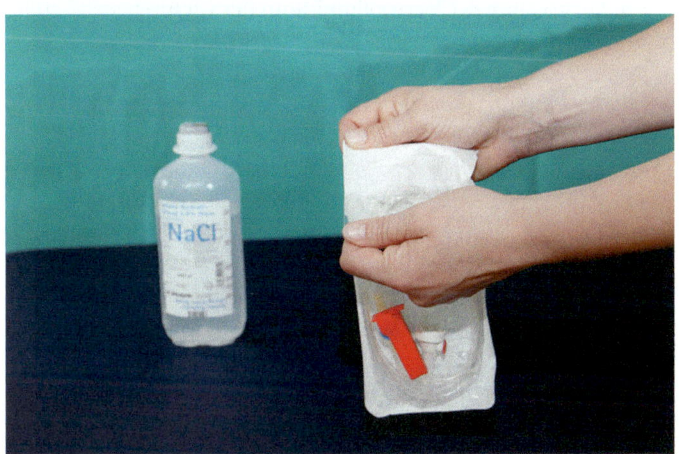

Abb. 9.4c Die Verpackung der Infusionsleitung öffnen.

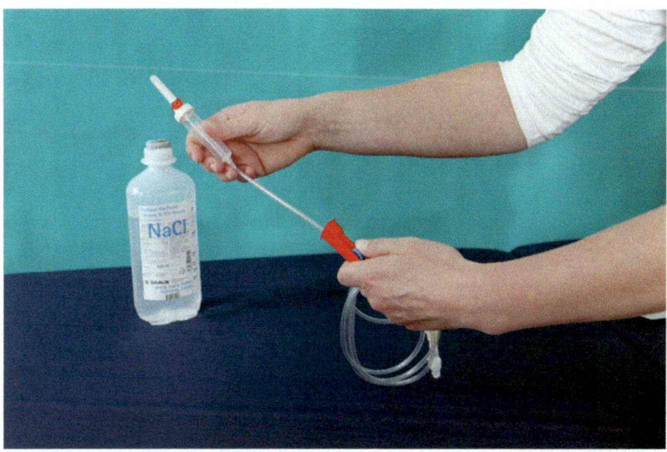

Abb. 9.4d Die Rollenklemme schließen.

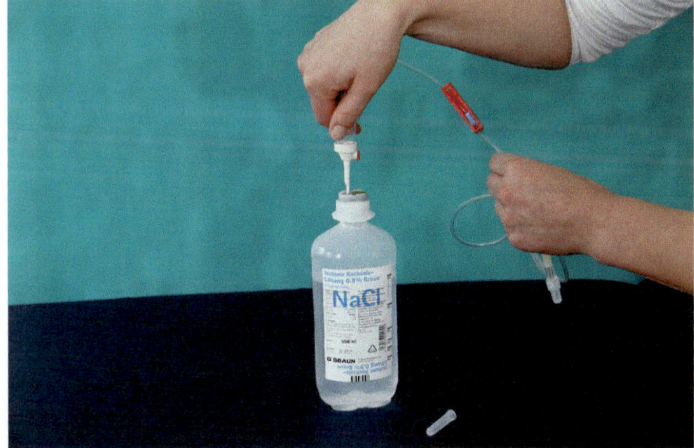

Abb. 9.4e Den Dorn über die Gummimembran in die Infusionsflasche einstechen.

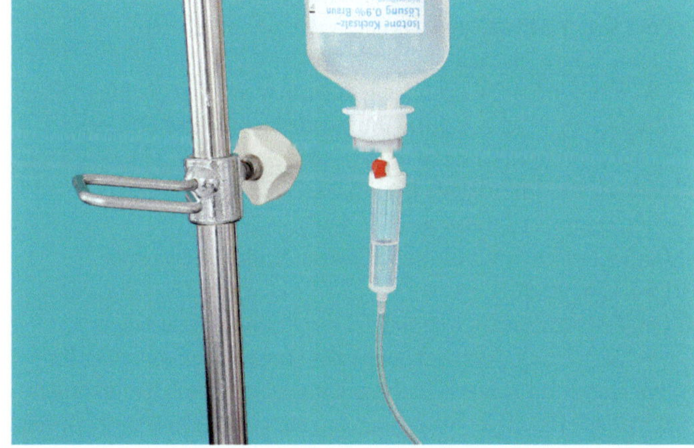

Abb. 9.4f Das Infusionssystem aufhängen, den Filter öffnen und die Tropfkammer mit Infusionslösung befüllen.

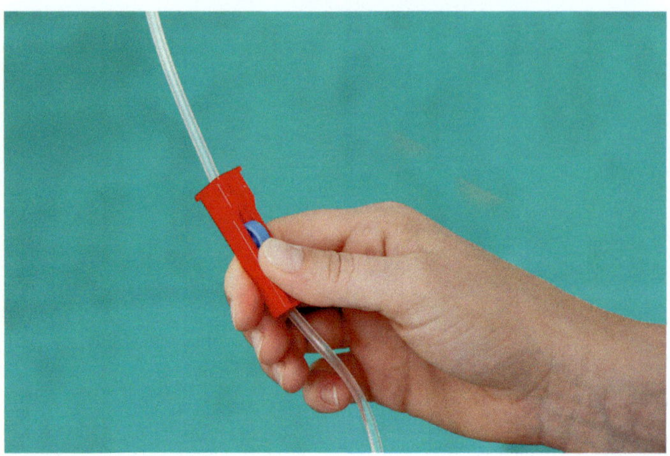

Abb. 9.4g Die Leitung durch Öffnung der Rollenklemme entlüften.

9.5 Durchführung Anlage des Venenverweilkatheters

Nachfolgend werden die Technik und der Ablauf der Anlage eines periphervenösen Zugangs beschrieben. Es empfiehlt sich, den gesamten Ablauf konzentriert und ohne Ablenkung durchzuführen.

- Eine hygienische Händedesinfektion durchführen.
- Die Venenverhältnisse inspizieren und eine gute **Vene** am distalen Unterarm (radialseitig), am Handrücken oder in der Ellenbeuge **auswählen** (➤ Abb. 9.5a). In der Nähe eines Gelenks kann die Verweilkanüle leicht abknicken oder durch Bewegungen des Patienten dislozieren. Auf dem Handrücken eignen sich besonders gut Y-Verzweigungen von Venen (Punktion in der Gabelung); der Patient sollte dazu die Hand zur Faust schließen. Meist ist aber eine Punktion am Handrücken sehr schmerzhaft. Falls keine geeignete Vene sichtbar ist, eine Stauung am Ober- oder Unterarm anlegen. Ist eine Vene gefunden, den Stauschlauch lockern.
- Das Punktionsareal großzügig **desinfizieren** und die Einwirkzeit abwarten (➤ Abb. 9.5b). Eine **sterile Kompresse** öffnen und damit das Punktionsareal einmal **abwischen** (➤ Abb. 9.5c). Erneut die Punktionsstelle **desinfizieren** und das Punktionsareal nicht mehr berühren (➤ Abb. 9.5b).
- In der Zwischenzeit die **Schutzhandschuhe überziehen** (➤ Abb. 9.5d).
- Den **Stauschlauch** proximal der Injektionsstelle **anlegen** (➤ Abb. 9.5e). Beim Schließen des Stauschlauchs mit der linken Hand den Stauschlauch sanft anziehen, der Zeigefinger der rechten Hand fasst dabei unter den Stauschlauch. Damit können Einklemmungen von Hautfalten vermieden werden. Bei neuen Stauschläuchen vor Gebrauch den Verschlussmechanismus prüfen und die Handhabung sicher beherrschen. Das bereits desinfizierte Areal sollte nicht vom Stauschlauch, Blusenärmel usw. berührt werden.
- Die Verpackung der **Verweilkanüle** an der vorgesehenen Lasche **öffnen** und aus der Verpackung herausnehmen (➤ Abb. 9.5f).
- Von der Kanüle die **Schutzkappe entfernen** (➤ Abb. 9.5 g).
- Mit der Punktionshand die **Verweilkanüle** so **greifen,** dass der Daumen auf dem Blutfängerstopfen sowie der Zeige- und Mittelfinger auf den Flügeln nach dem farbigen Zuspritzventil und so weit wie möglich von der Kunsstoffkanüle entfernt zu liegen kommen (➤ Abb. 9.5h). Die Kunststoffkanüle verbleibt in der Patientenvene, muss also steril bleiben.
- Der **Einstichwinkel** in die Haut beträgt **30°** (➤ Abb. 9.5i).
- Sobald die Kanüle in der Vene liegt, fließt **Blut** in die **Blutfängerkammer.** Den Winkel abflachen (➤ Abb. 9.5j), die Kanüle noch ca. **5 mm** in die Vene **vorschieben** und den **Stauschlauch lösen** (➤ Abb. 9.5k).
- Als nächsten Schritt die **Hohlnadel** mit einer Hand **fixieren** und die **Kunststoffkanüle** gleichzeitig weiter in die Vene **vorschieben** (➤ Abb. 9.5 l), bis die Kunststoffkanüle komplett in der Vene platziert ist (➤ Abb. 9.5 m).
- Dann ein **Fixierpflaster** aufkleben (➤ Abb. 9.5n).
- Bevor die Infusion angeschlossen wird, unter die Konnektionsfläche eine sterile **Kompresse** legen (➤ Abb. 9.5o).
- Danach die Infusion anschließen. Zunächst den **Verschluss** der Infusionsleitung **abdrehen** (➤ Abb. 9.5p) und den **Führungsdraht** (Hohlnadel) aus der Kussstoffkanüle mit einer Hand **herausziehen** (➤ Abb. 9.5q). Nach der Entfernung der Hohlnadel fließt meist etwas Blut zurück, was nicht irritieren sollte. Mit dem Mittelfinger der anderen Hand kann die Vene proximal der Verweilkanüle komprimiert werden.
- Das Ende der **Infusionsleitung** mit dem periphervenösen Zugang **verbinden** (➤ Abb. 9.5r).
- Die **Hohlnadel** im Sharps Container **entsorgen** (➤ Abb. 9.5 s).
- Die **Rollenklemme öffnen,** sodass der Inhalt der Infusion in die Vene hineinfließen kann. Die blutige **Kompresse wechseln** (➤ Abb. 9.5t). Gegebenenfalls die Infusionsleitung in Kringel legen und alles mit einem Pflaster befestigen.

Bildstrecke Anlage Venenverweilkatheter

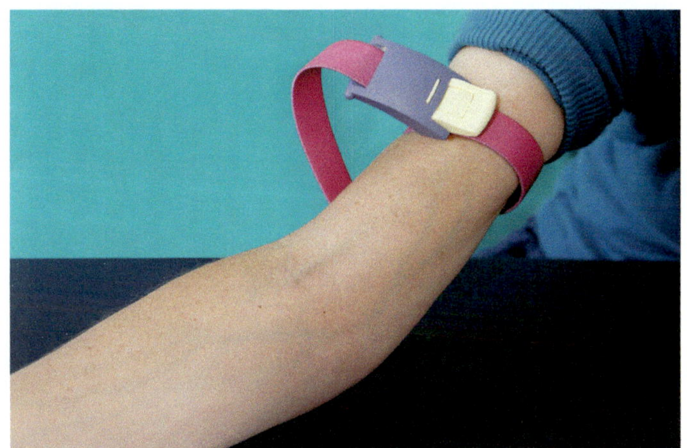

Abb. 9.5a Eine geeignete Vene suchen.

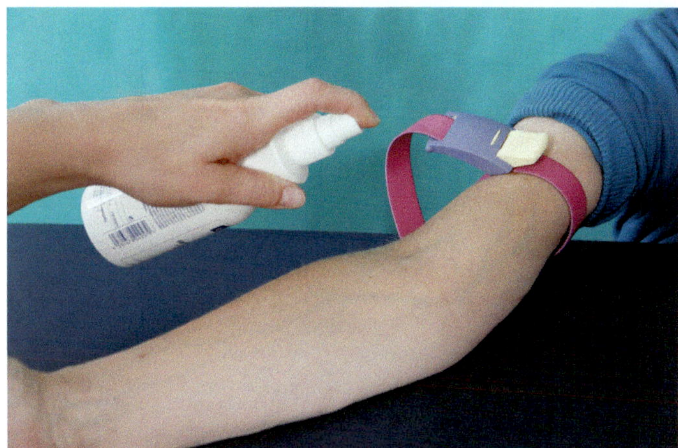

Abb. 9.5b Die Punktionsstelle großzügig desinfizieren.

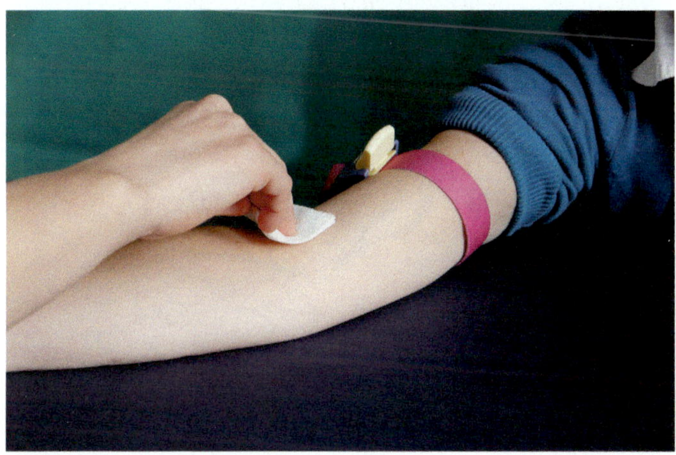

Abb. 9.5c Das Punktionsgebiet mit einer sterilen Kompresse abwischen und anschließend erneut desinfizieren.

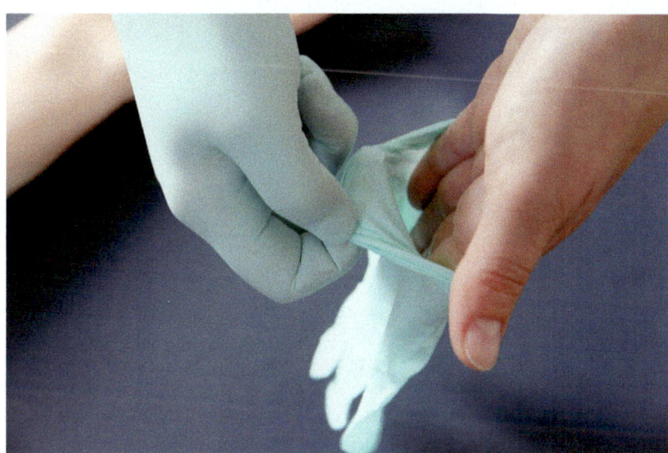

Abb. 9.5d Die Schutzhandschuhe überziehen.

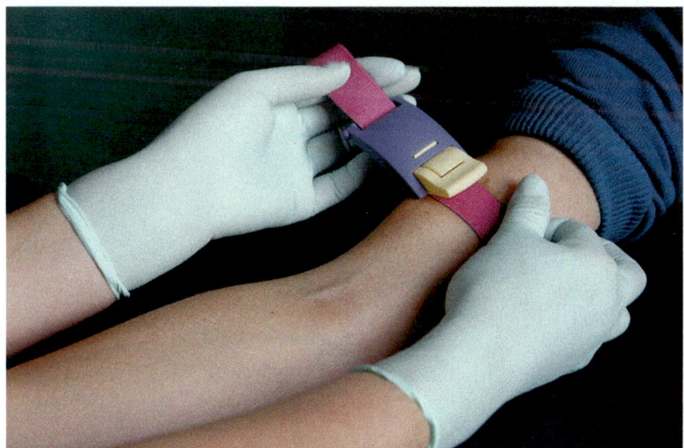

Abb. 9.5e Den Stauschlauch anlegen.

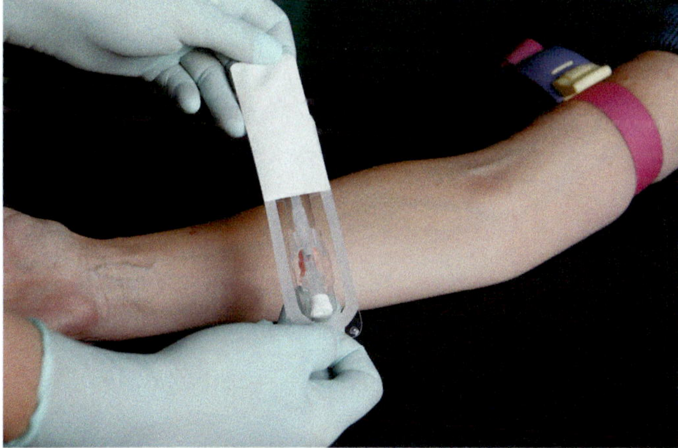

Abb. 9.5f Die Venenverweilkanüle öffnen.

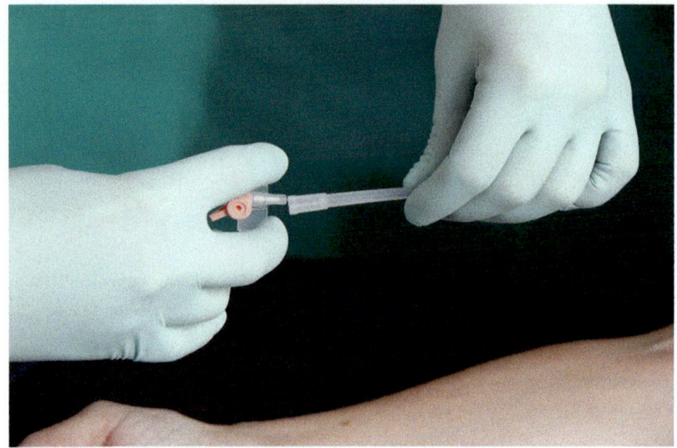

Abb. 9.5g Die Schutzkappe der Kanüle entfernen.

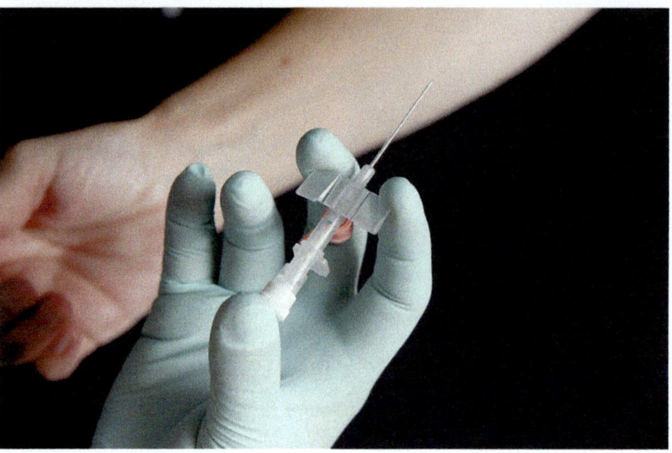

Abb. 9.5h Haltegriff der Kanüle.

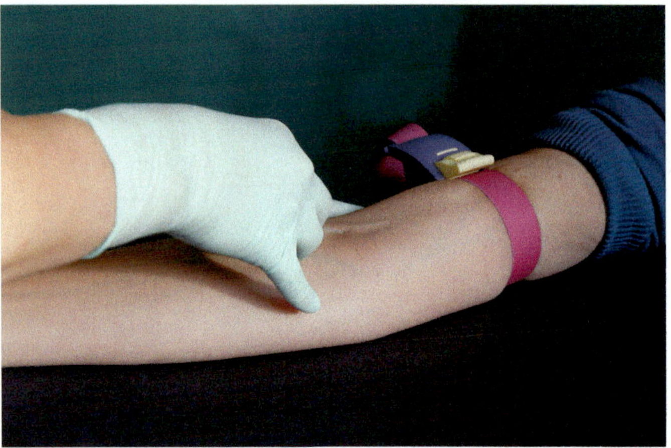

Abb. 9.5i Kanüle in die Haut einstechen.

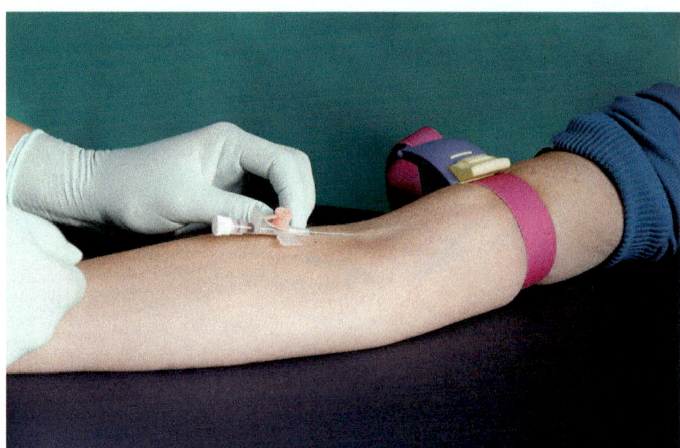

Abb. 9.5j Die Kanüle vorschieben, bis Blut in der Blutfängerkammer sichtbar ist. Den Winkel abflachen und die Kanüle noch ca. 5 mm in der Vene vorschieben.

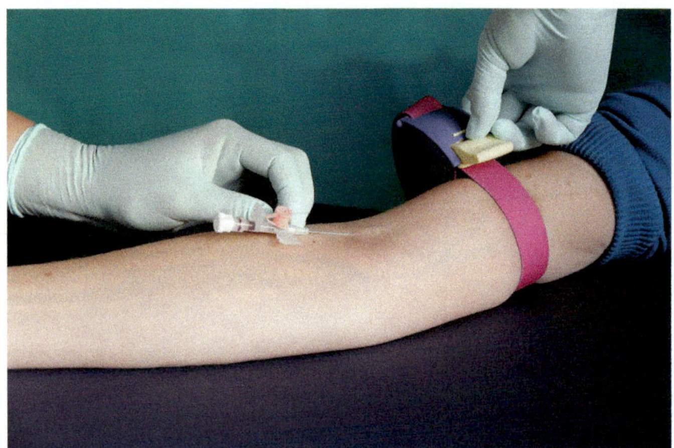

Abb. 9.5k Den Stauschlauch lösen.

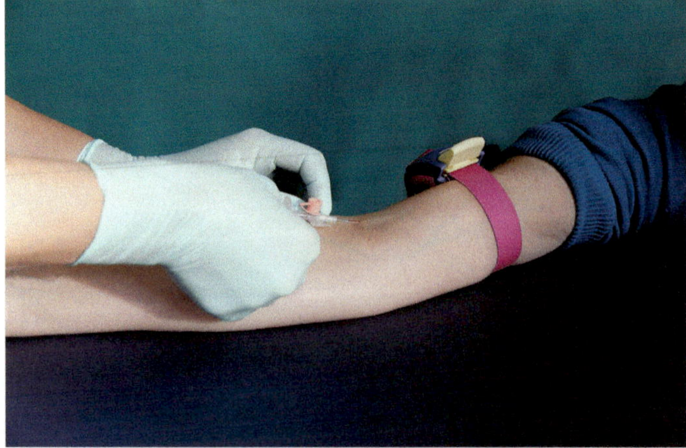

Abb. 9.5l Die Kunststoffkanüle vorschieben und dabei die Hohlnadel mit der anderen Hand festhalten.

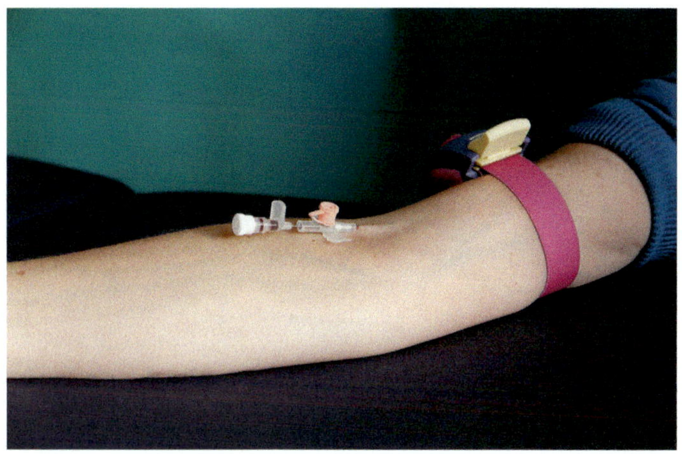

Abb. 9.5m Korrekte Lage der Verweilkanüle in der Vene.

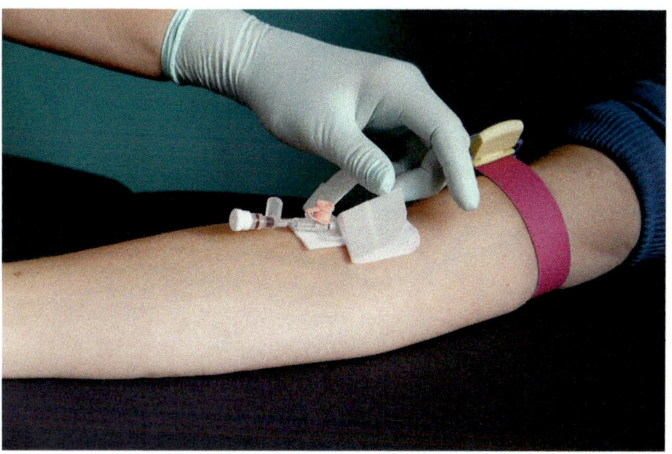

Abb. 9.5n Ein Fixierpflaster aufkleben.

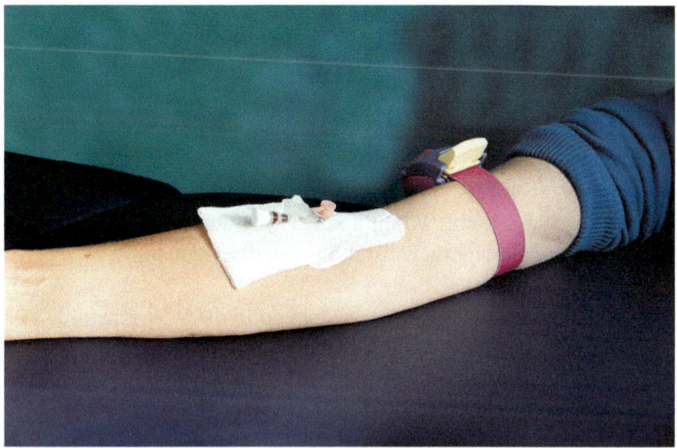

Abb. 9.5o Eine sterile Kompresse unter das Konnektionsfeld legen.

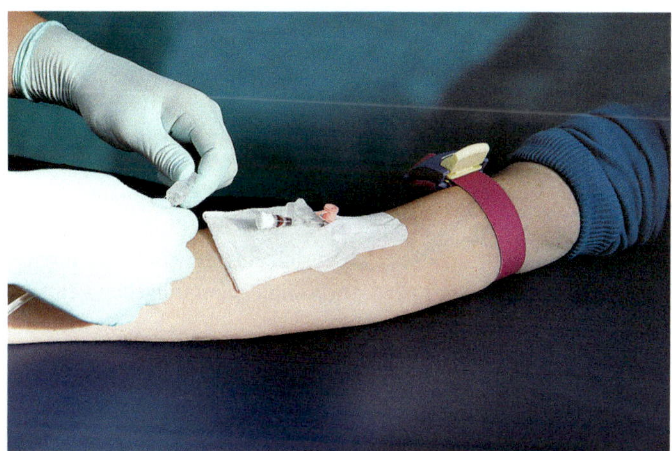

Abb. 9.5p Den Verschluss der Infusionsleitung abdrehen.

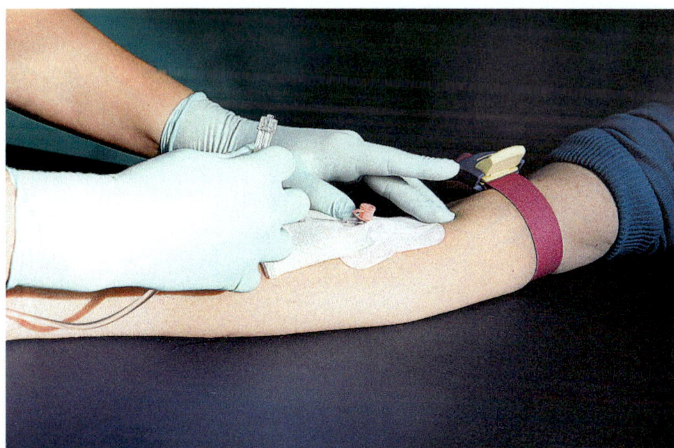

Abb. 9.5q Die Hohlnadel herausziehen und mit dem Mittelfinger der anderen Hand die Vene proximal komprimieren.

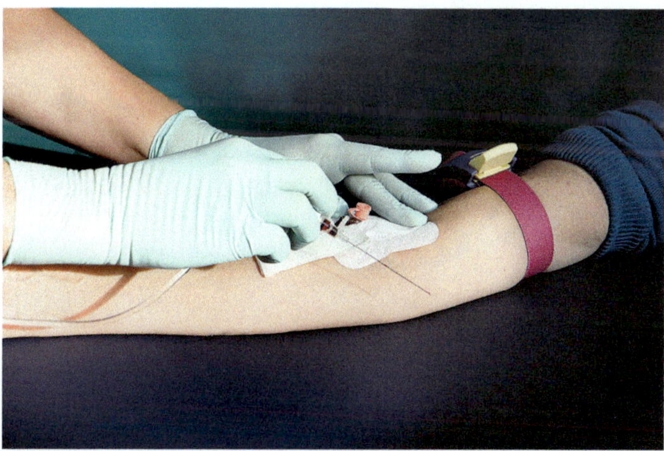

Abb. 9.5r Die Infusionsleitung mit der Venenverweilkanüle konnektieren.

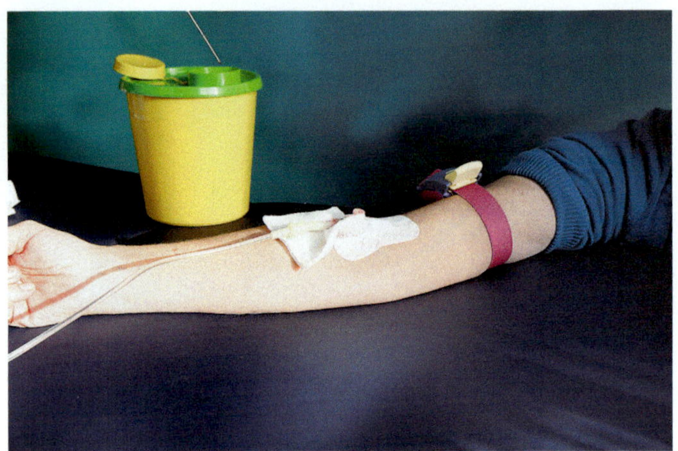

Abb. 9.5s Die Hohlnadel im Sharps Container entsorgen.

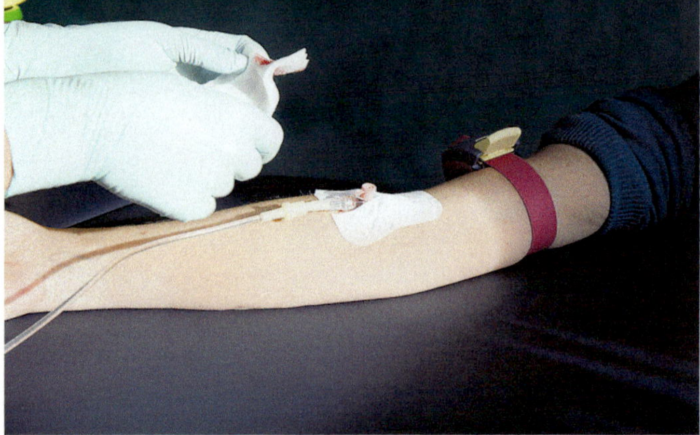

Abb. 9.5t Die blutige Kompresse wechseln und die Rollklemme öffnen.

Tipps und Tricks

- Lässt sich das Plastikteil der Venenverweilkanüle trotz korrekter Lage nicht vorschieben, könnten Venenklappen oder ein ungerader Venenverlauf hinderlich sein. In diesem Fall ist es hilfreich, das Vorschieben unter Spülen mit NaCl vorzunehmen.
- Liegt die Venenverweilkanüle paravasal, kann die Infusion Schmerzen verursachen; es bildet sich ein Paravasat, das durch Ödembildung sichtbar wird. Die Kanüle dann umgehend entfernen und den Arm hochlagern.
- Ist die Venenverweilkanüle nicht rückläufig, aber gut durchgängig, kann die Spitze an der Venenwand oder Venenklappe anliegen. Die Verweilkanüle dann einfach wenige Millimeter zurückziehen und neu fixieren.
- Wenn eine Punktion nicht erfolgreich war, muss man bei einem neuen Versuch proximal davon stechen, da sonst Infusionsflüssigkeit über die verletzte Venenstelle austreten kann.

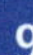

9.6 Durchführung Entfernung des Venenverweilkatheters

Nach erfolgter Infusionstherapie kann der periphervenöse Zugang entfernt werden:

- Das Pflaster mit Desinfektionsmittel einsprühen und warten, damit sich der Kleber vom Pflaster lösen kann.
- Das Pflaster vorsichtig vollständig von der Haut ablösen (➤ Abb. 9.6a).
- Einige sterilisierte Tupfer bereitlegen und die Verweilkanüle rasch herausziehen (➤ Abb. 9.6b).
- Die Einstichstelle fest komprimieren (➤ Abb. 9.6c) und die Tupfer ggf. mit Pflaster fixieren. Nach Entfernung der Kanüle aus der Ellenbeuge den Ellenbogen gestreckt lassen und nicht abwinkeln, weil dies sonst die Hämatombildung fördert.
- Die Verweilkanüle im Sharps Container entsorgen.

Bildstrecke Entfernen des Venenverweilkatheters

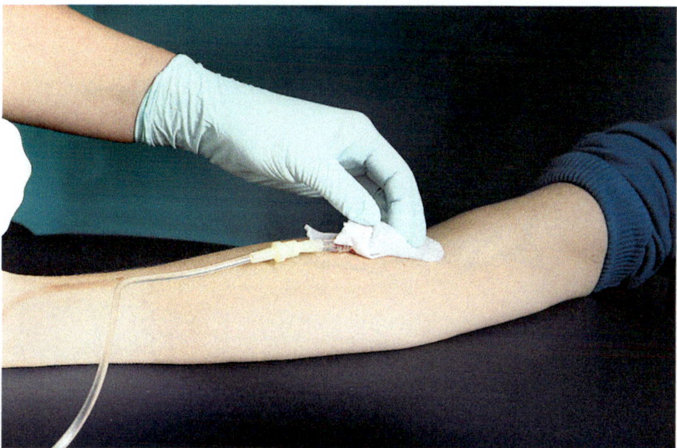

Abb. 9.6a Das Pflaster von der Haut komplett ablösen.

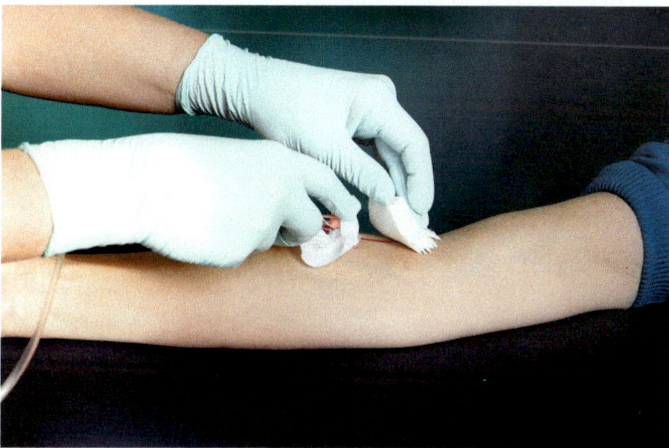

Abb. 9.6b Sterilisierte Tupfer bereitlegen und die Verweilkanüle entfernen.

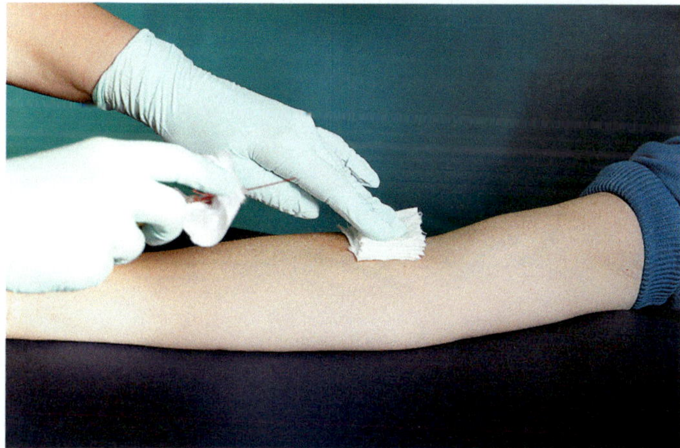

Abb. 9.6c Die Einstichstelle komprimieren.

9.7 Komplikationen und Maßnahmen

➤ Tab. 9.1

Tab. 9.1

Komplikation	Maßnahmen
Schmerzen beim Einstechen, u. a. durch • Desinfektionsmittelreste • flacher Einstichwinkel • langsames Einstechen	• Desinfektionsmittel muss abgetrocknet sein, Haut sollte nicht glänzen • 30°-Einstichwinkel beachten • Zügig in die Haut einstechen
Perforation der Vene	• Stauung lösen • Kanüle entfernen • Gefäß für einige Minuten komprimieren • Gegebenenfalls erneute Injektion proximal der ursprünglichen Injektion
Arterielle Punktion (sichtbar am hellen Blut und der Pulsation)	• Procedere abbrechen • Notruf absetzen • Druckverband anlegen • Großlumigen periphervenösen Zugang am anderen Arm legen
Punktion eines Nervs (Schmerzen und Parästhesien im Innervationsgebiet)	• Procedere abbrechen • Notruf absetzen • Anlage eines großlumigen periphervenösen Zugangs (am anderen Arm) • Injektion stoppen • Notruf absetzen • Großlumigen periphervenösen Zugang am anderen Arm legen
Infektion im Punktionsgebiet	• Keine Anlage von periphervenösen Zugängen • Gegebenenfalls vorhandene Dauerverweilkanüle entfernen • Lokal kühlen • Zum Arzt verweisen
Paravasatbildung	• Infusion stoppen • Verweilkanüle entfernen • Punktionsstelle komprimieren, Arm hochlagern • Gegebenenfalls am anderen Arm einen periphervenösen Zugang legen

Notizen

Anhang

Wissenswertes zu Injektionen

Zusammenfassung Injektionsstellen

Intravenös

Erwachsene:
- Handrücken
- Unterarm
- Ellenbeuge
- Fuß

Kleinkinder/Säuglinge:
- Kopfhaut (nur beim Säugling)
- Hand
- Fuß.

Subkutan

Injektionsstellen: Alle Körperregionen mit ausgeprägtem Unterhaut(fett)gewebe.

Tab. 18.5: Subkutane Injektionsstellen

Injektionsorte 1. Wahl (bevorzugt)	Injektionsorte 2. Wahl (möglich)
• Bauchdecke seitlich unterhalb des Bauchnabels (um den Nabel 2 cm frei lassen) • Seitliche und vordere Flächen beider Oberschenkel	• Oberarm außen • Ober- und unterhalb der Schulterblätter • Flanke • Seitlicher Taillenbereich

Intramuskulär

Tab. 18.6: Intramuskuläre Injektionsstellen

Muskel	Auffinden der Injektionsstelle
M. gluteus medius (ventroglutäale Injektion)	Nach von Hochstetter
M. vastus lateralis	Nach von Hochstetter
M. deltoideus	Ca. 5 cm unterhalb des Acromions

Injektionsarten: Wirkungseintritt

Tab. 18.4: Wirkungseintritt bei verschiedenen Injektionsarten

Injektionsart	Abkürzung	Definition	Wirkungseintritt
intrakutan	i.k. oder i.c.	in die Haut (durch Injektion)	Minuten bis Stunden
intramuskulär	i.m.	in den Muskel (durch Injektion)	15–20 Min.
intravenös	i.v.	in eine Vene (durch Injektion)	Sekunden
subkutan	s.c.	unter die Haut (durch Injektion)	20–30 Minuten

Wissenswertes zu Infusionen

Infusion: Einstellbeispiele

Infusionsmenge [ml]	Infusionszeit [Std.]	Infusionsgeschwindigkeit [ml/Std.]	Infusionsgeschwindigkeit [Tropfen/Min.]
50	0,5	100	33
100	0,5	200	67
250	0,5	500	167
250	1	250	83
500	1	500	167
500	2	250	83
500	3	166	55
500	6	84	28
500	9	55	19
500	12	42	14
500	18	28	9
500	24	21	7
1000	3	333	111
1000	6	166	56
1000	12	84	28
1000	18	55	19
1000	24	42	14
1500	12	126	42
1500	24	64	21
2000	12	166	56
2000	24	84	28

Berechnung der Infusionsgeschwindigkeit

Grundlage: 1 ml entspricht 20 Tropfen,
1 Tropfen/Min. = 3 ml/Std.
Berechnung der Tropfenzahl pro Minute bei angeordneter Gesamtmenge der Infusionen und Infusionszeit

$$\frac{\text{Infusionsmenge in ml} \cdot 20\ \text{Tropfen/ml}}{\text{Infusionsdauer in Std.} \cdot 60\ \text{Min./Std.}} = \frac{\text{Gesamttropfenzahl}}{\text{Infusionsdauer in Min.}} = \frac{\text{Tropfen}}{\text{Min.}}$$

Beispiel: 500 ml Infusionslösung sollen in 12 Std. durchlaufen.

$$\frac{500 \cdot 20\ \text{Tropfen/ml}}{12 \cdot 60\ \text{Min./Std.}} = \frac{10.000\ \text{Tropfen}}{720\ \text{Min.}} = \frac{13{,}88\ \text{Tropfen}}{\text{Min.}}$$

$$\frac{60\ \text{Sek./Min.}}{13{,}88\ \text{Tropfen/Min.}} = 4{,}32\ \text{Sek./Tropfen}$$

→ Ungefähr alle 4 Sek. muss ein Tropfen fallen.

Berechnung der Infusionsdauer bei gegebener Tropfenzahl pro Minute und Gesamtinfusionsmenge

$$\frac{\text{Infusionsmenge in ml} \cdot 20 \text{ Tropfen / ml}}{\text{Tropfenzahl / Min.} \cdot 60 \text{ Min. / Std.}} = \text{Einlaufzeit in Std.}$$

$$\frac{\text{Infusionsmenge in ml} \cdot 20 \text{ Tropfen / ml}}{\text{Tropfenzahl / Min.}} = \text{Einlaufzeit in Min.}$$

Beispiel: Eine Kurzinfusion mit einem Gesamtvolumen von 100 ml soll mit einer Tropfenzahl von 30 Tropfen pro Minute einlaufen.

$$\frac{100 \text{ ml} \cdot 20 \text{ Tropfen / ml}}{30 \text{ Tropfen / Min.} \cdot 60 \text{ Min. / Std.}} = \frac{2.000}{1.800} = 1{,}1 \text{ Std.}$$

$$\frac{100 \text{ ml} \cdot 20 \text{ Tropfen / ml}}{30 \text{ Tropfen / Min.}} = \frac{2.000}{30} = 66{,}6 \text{ Min.}$$

→ Die Infusion läuft etwas länger als eine Stunde.

Infusionskonzentration berechnen

Gegeben
Gesamtdosis des Medikaments
Dosierung des Medikaments [mg/h]

Gesucht
Konzentration [ml/h]

Lösung

$$\text{Konzentration [ml /h]} = \frac{\text{Gesamtinhalt in Spritze [ml]} \cdot \text{Dosis des Medikaments [mg /h]}}{\text{Gesamtdosis des aufgezogenen Medikaments [mg]}}$$

Wissenswertes zur Blutentnahme

Reagenzien

Die vom Labor gestellten Blutröhrchen sind mit unterschiedlichen Zusätzen versehen. Eine Umfüllung des Blutes sollte vermieden werden.

Serum-Röhrchen
Serum-Röhrchen beinhalten einen Gerinnungsaktivator. Aus Serum-Röhrchen können sehr viele Parameter bestimmt werden, u. a. Leberenzyme, harnpflichtige Substanzen, Herzenzyme, Elektrolyte und Antikörper.

Zitrat-Plasma-Röhrchen
Gepuffertes Zitrat bindet Kalzium und ist gerinnungshemmend. Die Zitrat-Röhrchen werden für Gerinnungsuntersuchungen verwendet, z. B. Quick und PTT. Die Röhrchen müssen exakt mit Blut befüllt werden, ansonsten ist eine zuverlässige Gerinnungsdiagnostik nicht möglich.

Heparin-Blut-Röhrchen
Heparin-Blutröhrchen enthalten Heparin als Natrium-, Kalium oder Lithiumsalz. Dieses Röhrchen ist für die Bestimmung von Spurenelementen wie z. B. Blei, Cadmium, Kupfer, Selen oder Quecksilber geeignet.

EDTA-Blut-Röhrchen
EDTA (Ethylendiamidtetraacetat) wirkt gerinnungshemmend. Dieses Röhrchen eignet sich zur Erstellung des Blutbildes oder auch des HbA_{1c}.

Natriumfluorid (NaF)-Röhrchen
Das Röhrchen enthält Natriumfluorid, das als Antikoagulans wirkt und die Glykolyse hemmt. Es ist geeignet um die Blutzuckerspiegel zu bestimmen.

Abnahmesysteme

Zwei Blutentnahmesysteme werden am häufigsten verwendet: das Aspirationssystem (z.B. Monovetten®, Firma Sarstedt) und das Unterdrucksystem (z.B. Vacutainer®, Firma Becton-Dickinson).

- Das **Aspirationssystem** ist ein Ventilsystem, das dem Aufbau nach einer Spritze entspricht. Es besteht aus einer Kanüle, einem Adapter und den Blutröhrchen, die an den Adapter angebracht werden. Durch Herausziehen des Stempels am Blutröhrchen entsteht ein Unterdruck, so dass sich dieses mit Blut füllt. Fakultativ kann eine Butterflykanüle über einen Adapter angebracht werden. Die Röhrchen tragen unterschiedliche Farben, je nachdem welche Zusätze sie beinhalten.
- Das **Unterdrucksystem** besteht aus einer Kanüle, einem Halter und dem BD Vacutainer®-Röhrchen. Das Röhrchen hat ein vordefiniertes Vakuum für ein sehr genaues Füllvolumen. Zur Befüllung werden die Röhrchen in den Halter nacheinander eingebracht. Die Füllung erfolgt dann automatisch.

Allgemeines zur Interpretation der Befunde

Laborbefunde liefern in den meisten Fällen Informationen über den „Ist-Zustand" und geben in der Regel keine Auskünfte über einen Verlauf.

Abweichungen von Referenzwerten sind nicht automatisch gleichbedeutend mit einer Erkrankung und auch völlig gesunde Patienten können auffällige Parameter zeigen. Die Interpretation der Befunde bedarf einiger Übung, will man Erkrankungen nicht übersehen oder durch Überinterpretation der Befunde dem Patienten eine Erkrankung zuschreiben, die möglicherweise gar nicht vorhanden ist.

Von eminenter Bedeutung sind im praktischen Alltag die sorgfältige Erhebung der Anamnese und des körperlichen Untersuchungsbefundes. In den meisten Fällen sind eine Verdachtsdiagnose (und Differenzialdiagnosen) möglich, die dann über Laboranalysen und apparative Untersuchungen bestätigt werden kann oder verworfen werden muss.

Laborparameter werden nach Sensitivität und Spezifität beurteilt. Eine hohe Sensitivität besagt, dass die Wahrscheinlichkeit an einer Erkrankung zu leiden hoch ist, so ist z. B. eine Sensitivität von 100 % für eine bestimmte Erkrankung beweisend.

Eine 100 %ige Spezifität besagt, dass jeder Patient mit einem Wert, der sich im Referenzbereich bewegt, tatsächlich gesund ist.

Wichtige Blutparameter

- **Elektrolyte (Serum):** Natrium, Kalium, Kalzium, Magnesium, Chlorid
- **Hämatologie (EDTA):** Kleines Blutbild mit Hämatokrit, Hämoglobin, Erythrozyten, MCV, MCH, MCHC, Thrombozyten, Leukozyten. Großes Blutbild: kleines Blutbild + Differenzierung der Leukozyten in Basophile, Eosinophile, Monozyten, Lymphozyten und Neutrophile
- **Leberdiagnostik (Serum):** GOT, GPT, γ-GT, Glutamat-Dehydrogenase (GLDH), Alkalische Phosphatase (AP), Bilirubin, Cholinesterase (CHE)
- **Gerinnungsstatus (Zitratplasma):** Partielle Thromboplastinzeit (PTT), Quick-Wert, bzw. INR
- **Nierendiagnostik (Serum):** Kreatinin, Harnstoff, Harnsäure, Phosphat, Kalium, Cystatin C
- **Fettstoffwechsel (Serum):** Triglyceride, Gesamt-Cholesterin, LDL, HDL, Lipoprotein (a)
- **Glukosestoffwechsel:** Glukose im Serum (Natriumfluorid-Plasma), HbA1c (EDTA)
- **Entzündungsparameter:** BSG (Zitrat 3,8%), CRP (Serum), Leukozyten (EDTA)
- **Herzdiagnostik (Serum):** Troponin T/I, CK-Gesamt, CK-MB, LDH, GOT
- **Schilddrüsendiagnostik (Serum):** TSH, T3, T4

Lernzielkontrolle Hygiene, Injektionen und Infusionen

1. Definieren Sie die Begriffe der Desinfektion und Sterilisation.
2. Wie unterscheidet sich die chirurgische von der hygienischen Händedesinfektion?
3. Was ist der Unterschied zwischen sterilisierten und sterilen Tupfern?
4. Wie unterscheidet sich ein Händedesinfektionsmittel von einem Hautdesinfektionsmittel?
5. Welche anamnestischen Angaben sind vor Injektionen zu erheben?
6. Was ist die 6-R-Regel?
7. Demonstrieren Sie eine subkutane, intravenöse und eine intramuskuläre Injektion.
8. Welche Auswirkungen kann eine lange Stauung, eine zu schnelle Aspiration oder inadäquate Lagerung (z.B. nicht gekühlt, eingefroren oder warm gelagert) von entnommenen Blut haben?
9. Demonstrieren Sie die Zubereitung einer Infusion und die Anlage eines periphervenösen Zugangs.

Register

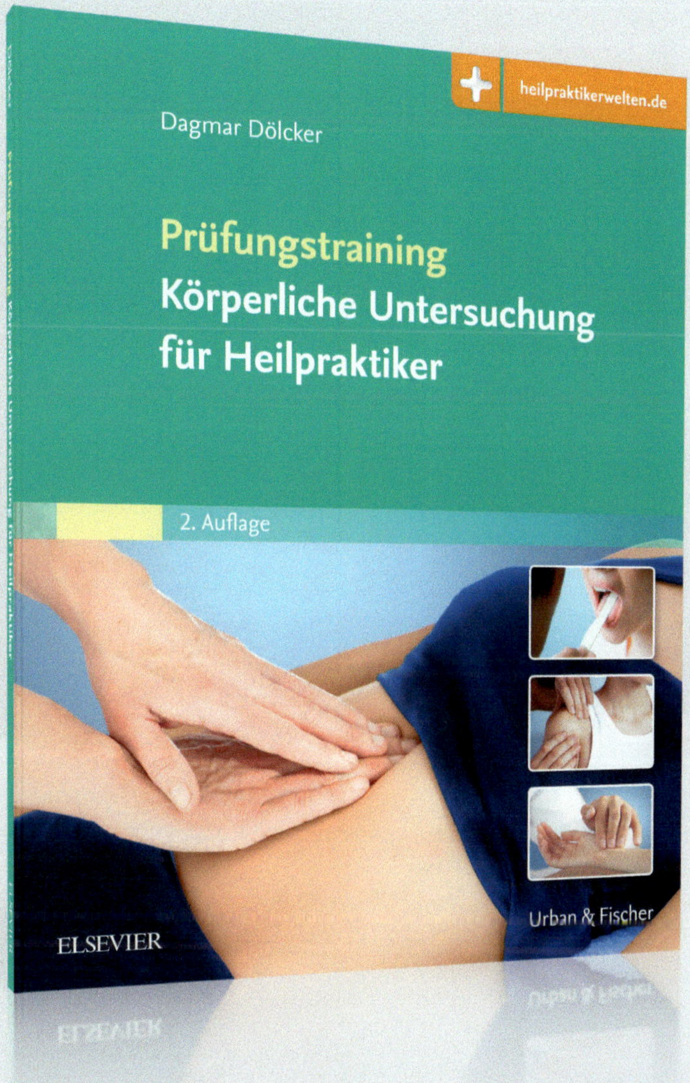